重塑容颜美

整形医美指南

胡 可 / 著

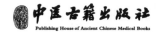

图书在版编目（CIP）数据

重塑容颜美：整形医美指南 / 胡可著 . -- 北京：中医古籍出版社，2024.10

ISBN 978-7-5152-2773-3

Ⅰ.①重… Ⅱ.①胡… Ⅲ.①美容—整形外科学—指南 Ⅳ.① R622-62

中国国家版本馆 CIP 数据核字 (2023) 第 204833 号

重塑容颜美：整形医美指南

胡 可 著

策划编辑	姚 强	
责任编辑	吴 迪	
出版发行	中医古籍出版社	
社　　址	北京市东城区东直门内南小街 16 号（100700）	
电　　话	010-64089446（总编室）　010-64002949（发行部）	
网　　址	www.zhongyiguji.com.cn	
印　　刷	香河县宏润印刷有限公司	
开　　本	710mm×1000mm　1/16	
印　　张	13.25	
字　　数	180 千字	
版　　次	2024 年 10 月第 1 版　2024 年 10 月第 1 次印刷	
书　　号	ISBN 978-7-5152-2773-3	
定　　价	68.00 元	

前 言

容貌本身是由基因决定的,当我们还是个胚胎在母亲子宫里发育时就已经决定了。然而,近些年随着人们生活水平的提高,在满足了物质需要的同时,人们开始越来越多地注重起外在形象。于是,为了让自己变得更好看,除了重视基本的穿衣打扮外,很多人士选择了医美整形。所谓医美整形,是指通过运用手术、药物、医疗器械以及其他具有创伤性或侵入性的医学手段,对人面部或身体某个不满意或有疤痕的部位进行修复或重塑,来达到让受术者变得好看或满意的目的。

在医美整形流行之下,与此相关的各类词汇不断涌现,如"无痛""微创""热玛吉""水光针""线雕"等不断地吸引着越来越多的消费者走进美容机构,对自己的鼻子或眼角或嘴唇或腰臀动一番干戈,希望可以遇见一个更美的自己。其中当属割双眼皮、垫鼻子等传统整形美容项目最受青睐。

总的来说医美整形之所以越来越流行,除了开头讲的那些原因外,主要还与以下几个因素有关:

(1)对外展示好身材。每个人都想时刻对外展示自己的好身材,因此也都不遗余力地从着装上打扮自己。但到了夏季，这种方法就暴露出了明显的短板。夏季不能穿太多，露胳膊露腿几乎是常态，甚至还会露腰、露肚脐等，而此时，如果我们的这些部位有赘肉、疤痕或毛发过浓过密等瑕疵，那么我们是不是就会觉得很不自在和尴尬？要清除这些瑕疵，医美整形无疑是最快、最便捷的方法。

（2）提高竞争力。职场人士是整形美容的主流人群，包括刚踏入社会的大学毕业生。他们为了让自己的形象变得好看，从而增强自信心，提高竞争力，往往会通过医美的方式来改变自己的外在形象。

（3）科技的魅力。环境是医美快速发展的主要因素之一。从社会大环境上来分析，如今，我国的医美整形科技越来越发达，高端的医美整形技术与设备、权威的医美整形专家等不断涌现，而这些都为手术的成功提供了有力保障，使得整形美容观念深入人心，整形美容行为亦越来越普遍，已经成为许多人改变外在形象的首选方式。

俗话说"爱美之心人皆有之"。每个人对自己的相貌都有着一定的追求，古时候甚至还有"女为悦己者容"一说。不过，现实中，爱美不仅是女孩追求的事，很多男孩也会追求美，也会采用医美整形。总之，为了变得更好，大家都舍得且敢于在自己身上、脸上"动刀子"。

综上可见，医美整形确实可以让我们较快地改变自身的外在形象，满足我们对"美"的需求，为我们在人际交往和工作、生活中带来自信。因此，如果对自己的外在形象不是很满意，那么不妨找一家可靠的整形机构和一位值得信赖的医生，做一次成功的整形手术，以让自己变得更美、更帅，如此何乐而不为呢？

　　人的相貌和身材虽然是天生的，但它们并非不可改变，尤其在当下，我们完全可以通过医美整形等手段来对它们进行矫正和弥补，以让它们变得更赏心悦目，为我们带来更大的自信，帮助我们获得更多、更好的机遇，为成功增添助力。

目 录

上篇　医美整形的必备理念

第一章　医美整形小知识早知道 / 2
整形产业的前世今生 / 2
面部整形有四大好处 / 4
脸部整形，"三庭五眼"最和谐 / 5
如何理解"四高三低" / 6

第二章　提高认识，正确应对医美整形 / 9
整形之前，一定要做好准备 / 9
爱美，但不要追求"十全十美" / 13
盲从新奇广告，很容易掉入陷阱 / 14
一次整形手术并不能管一辈子 / 16

第三章　再生医学——抗衰 / 18
面部衰老的五个标志 / 18
正确的抗衰方法 / 21

面部抗衰的方法有哪些 / 22

面部抗衰老的不同层次及方法 / 24

第四章　美容整形，并不是某一类人的专利 / 28

美容整形，不是女性的专利 / 28

美容整形，不是有钱人的专利 / 30

美容整形，不仅属于年轻人 / 32

中篇　医美整形的主要内容

第五章　中医美容 / 36

中医美容的理论基础 / 36

中医美容的特点 / 38

中医美容的常用穴位 / 40

中医无创美容技术 / 46

中医微创美容技术 / 47

常用的中医美容疗法 / 49

第六章　脸型整形 / 62

好看的脸型有哪几种 / 62

五官好看，脸形不好看，怎么办 / 64

脸形美容，重在修饰面部轮廓 / 66

不同脸型的整形方法 / 69

第七章　眼部整形 / 73

漂亮眼睛应该具备的五大要素 / 73

眼睛常见的六大问题 / 75

较受人们欢迎的眼部整形术 / 78

第八章　鼻部整形 / 87

漂亮的鼻子具备三大特征 / 87

七种常见的鼻部问题 / 89

较受人们欢迎的鼻部整形术 / 92

第九章　口唇整形 / 101

好看嘴唇的五大特征 / 101

唇形常见的六大问题 / 104

较受人们欢迎的口唇整形术 / 106

第十章　颈部整形 / 113

"美人颈"的四个特点 / 113

颈部常见的问题 / 114

较受人们欢迎的颈部整形术 / 117

下篇　微创医美的关键材料和技法

第十一章　水光针 / 124

什么是水光针 / 124

水光针可以解决哪些问题 / 127

水光针注射后需要注意哪些事项 / 127

注射水光针和涂抹水光针的区别 / 129

第十二章 微针美塑疗法 / 130

什么是微针美塑 / 130

微针美塑的作用原理 / 130

微针美塑的十大特点 / 131

微针美塑的适用范围 / 132

微针美塑疗法的注意事项 / 132

第十三章 玻尿酸 / 134

玻尿酸的定义和类型 / 134

玻尿酸的主要作用 / 136

注射入皮肤后，玻尿酸如何发挥作用 / 138

如何选择玻尿酸 / 139

第十四章 类人胶原蛋白 / 141

什么是类人胶原蛋白 / 141

类人胶原蛋白的四大功能 / 143

不同款式"胶原蛋白"的大比拼 / 145

选择类人胶原蛋白的四个标准 / 146

目录

第十五章　童颜针（3D 聚左旋乳酸）/ 149

什么是童颜针 / 149

童颜针的原理 / 151

童颜针的作用 / 152

童颜针和其他面部填充产品的区别 / 153

童颜针的主要优势 / 154

童颜针的并发症及护养 / 156

童颜针的不良反应及注意事项 / 158

第十六章　纤维细胞 / 160

什么是纤维细胞 / 160

纤维细胞的主要作用 / 161

纤维细胞在整形领域的应用有哪些 / 163

成纤维细胞除皱医学美肤技术 VS 传统美容技术 / 165

第十七章　外泌体 / 167

什么是外泌体 / 167

外泌体的主要功能 / 169

外泌体的优势 / 172

外泌体美容应用领域 / 173

第十八章　线雕 / 175

何为线雕 / 175

线雕有什么作用和好处 / 176

关于线雕的注意事项 / 179

第十九章　自体脂肪 / 183

何为自体脂肪 / 183

自体脂肪填充的原理 / 185

自体脂肪填充手术的全过程 / 186

第二十章　吸脂 / 188

吸脂的基本原理和方式 / 188

吸脂术的术前与术中 / 190

不同部位做完吸脂手术的注意事项 / 192

第二十一章　半永久 / 195

什么是半永久 / 195

永久和半永久文眉的区别 / 196

半永久常规项目有哪些 / 197

半永久文眉背后潜藏着什么风险 / 199

上篇
医美整形的必备理念

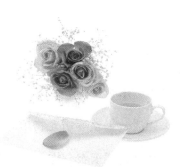

第一章 医美整形小知识早知道

整形产业的前世今生

说到整形,在人类历史中,其实很久以前就有相关记载了,最早可追溯到古埃及时期。在当时的古埃及,有些王室成员为了将自己的面部特征带入"来世",于是在自己死后按照习俗被制成木乃伊时,下人们会用骨头碎屑、果核等填充物填充其鼻部。这种做法类似于我国古代王公贵族去世后穿金缕玉衣一样,表达出了古人对美好事物的寄托和向往。

据中国古代文献记载,秦汉时期我国就已经出现了手术治疗唇裂的记录;到了唐朝和宋朝,则出现了制造义眼和酒窝的记录(义眼就是人工打造的假眼,虽然不能使患者的视力得到恢复,但可以弥补面部缺陷,改善容貌外观)。由此可见,整形是从畸形矫正和疾病治疗中发展而来的。

时间来到近现代后,冷兵器逐渐退出历史舞台,以火器为代表的热兵器成了主角。而因为热兵器的特性,人类战争出现的频次和规模都达到了空前，比如第一、第二次世界大战的爆发。在这两次大战中，出现了大量的"伤残者"和"破相者"，使得整形技术迅速大规模地发展起来。同一时期我国的整形医疗也得到了发展。比如，在当时，上海就有一家专门从事眼部整形的医院——慈光眼科医院，它是当时中国唯一的眼部整形医院，为诸多在战争中眼部受伤的士兵恢复了原貌。

新中国成立后的第二年，朝鲜战争爆发，中国人民志愿军负伤者众多，面部整形修复需求大增，催生了我国整形外科的出现。

1958年，全国各地掀起大炼钢铁运动，小高炉与土法冶炼钢铁纷纷上马，烧伤患者增多，救治需求也相应增加。这也是为什么现在我国依然有许多三甲医院整形科不叫"整形科"而叫"烧伤整形科"的原因。

1979年以前的中国，不仅整形外科医生极少，做的手术也基本上是烧伤后的整形修复。

1979年后，整形外科只能做烧伤修复的惯例逐渐被打破，医生被允许为正常人做基于变美基础上的整形手术，同时整形医生也有了自己的学术组织。1979年是我国正式实行改革开放的肇始之年，自此后中国的经济迅速发展，人们的物质生活水平逐渐提高，同时人们的精神追求也比以前更多、更高，开始关注起自己的外在形象，对于整形医美的需求日益增长。自此后，我国开始不断引进国外整形技术，很多整形医生也赴韩、赴美学习，参考他们的先进经验，从而开发出更适合国人外形基础的整形新技术。

到现在，我国的医美整形机构遍地开花，整形技术亦接近或达到国外先进水平，从业者也众多，俨然已成为我国继航天科技、新能源汽车后的第三大行业，对我国GDP的增长贡献显著。

面部整形有四大好处

面部整形，可以给我们带来四大好处。

好处一：修复缺陷，增强自信

先天或后天容貌有缺陷的人群通常都要承受较大的心理负担，一次成功的整形美容手术，不仅可以让他们的外形得到改善，更会给他们的心灵带来鼓舞，让他们对人生的看法发生改观，对未来充满希望，积极快乐地工作和生活。

好处二：更容易获得他人的好感

人和人的联系主要依靠好感度来维系，品行好、性格佳、颜值高的人往往可以收获更多的好感。整形成功后的人，外貌身材都变得更好看了，更能给他人带来赏心悦目的感觉，从而给人留下好印象。

好处三：使自己心情变得愉快

从社会心理学的角度来看，一个人越被外界认可，其性格越开朗，心情也更愉悦。而整形后人的总体形象往往会变得更美、更帅、更耐看，当然也就更容易被人所接纳，自然心情就会愉悦快乐。

脸部整形，"三庭五眼"最和谐

对于美，每个人都有不同的定义，但仔细观察不难发现，美的标准基本上都离不开一个黄金比例，那就是我们常说的"三庭五眼"。

在整形行业中，很多消费者都会要求医生把自己的眼睛整成像某位影视明星的眼睛、把鼻子整成像某个网红的鼻子等。其实，这是一种整形误区。美丽的五官并不是安在所有的脸上都好看，美的标准重在比例协调。一般来说，拥有"三庭五眼"黄金比例的面庞，给人的感觉才是最美的。

那么，到底什么是"三庭五眼"？

"三庭"，指脸的长度比例。把脸的长度分为三等份，从前额发际线至眉骨，从眉骨至鼻底，从鼻底至下颏，各占脸长的1/3。在面部正中作一条垂直的通过额部、鼻头、人中、下巴的轴线，通过眉弓作一条水平线，通过鼻翼下缘作一条平行线。这样，两条平行线就可以将面部分成三等份：从发际线到眉弓连线，从眉弓到鼻翼下缘，从鼻翼下缘到下巴尖，上、中、下恰好各占1/3，谓之"三庭"。

"五眼"，指脸的宽度比例。以眼睛长度为单位，把脸的宽度分成五个等份，从左侧发际至右侧发际，为五只眼睛的长度。两只眼睛之间有一只眼睛的间距，两眼外侧至发际各为一只眼睛的间距，各占比例的1/5。这是最标准的"五眼"。

面部比例和谐才是王道。比如，有些女孩并不是传统意义上的美女，脸形也不是标准的瓜子脸，且鼻子的弧度也缺少一点柔和的美，线条显得过于硬朗，但因为五官比例较好，让人看起来也会觉得很舒服、很美。同样还有一些女孩，虽然嘴巴很大，不符合"樱桃小嘴"的审美观，但看起来并不丑，就是因为她们的面部比例比较协调的缘故。

所以，整形不能一味地模仿别人，在完美比例的基础上进行改进才是王道。

如何理解"四高三低"

相信很多人都听说过"四高三低"这个词。

如果说"三庭五眼"指的是正脸，那么"四高三低"指的就是侧颜。符合这个标准，且侧颜清晰，就会非常漂亮，比如，众人口中的"侧颜女神"，就是符合了"四高三低"的标准。如果是男孩，则会很帅。

那么"四高三低"具体指的是什么呢？

所谓"四高"，分别指：

额头高——额头要饱满。

鼻头高——鼻子的最高点要高。

唇床高——上嘴唇是翘的。

下巴高——下巴是翘的。

所谓"三低"，分别指：

鼻额角低——山根是低的。

人中沟低——人中是凹的。

下唇窝低——唇下是凹的。

侧颜是否好看主要取决于这"四高三低"。下面就让我们从上到下来对它们一一进行分析：

1. 额头高

任何人的额头都不是凹陷的，即使有凹也比山根高，但也不会太高，否则会很不协调。

2. 鼻额角低

鼻额角是指由眉间点、鼻根点、鼻尖点之点连线形成的角度，它是整个鼻子的最低点，最佳角度通常为120°，过高或过低都会影响美观。

3. 鼻头高

鼻头是整个鼻子乃至整个脸部的最高点。鼻头虽然类型众多，但与整个脸部配合得当、相得益彰，是判断好鼻头的标准。但鹰钩鼻显得有些不太美观。

4. 人中沟低

人中位于鼻子下方嘴唇上方，只有凹下去，才能突出鼻子的高和嘴唇的翘。人中凸，就会产生凸嘴的感觉；过于凹，又会有瘪嘴的感觉。

5. 唇床高

好看的上唇是翘着的，这样会让整个嘴唇看起来很有立体感，既不会显得太干瘪，又不会显得太突出。

6. 唇下窝低

唇下窝很容易被忽视，但如果没有唇下窝，嘴就会显得前突且下巴后缩，让整张脸看起来不够精致。

7. 下巴翘

下巴是从唇下窝开始延伸出去的部位，下巴不翘，向后缩，容易产生凸嘴的感觉；但也不能太翘，否则会有"鞋拔子脸"的感觉，以不超过鼻头为宜。

第二章　提高认识，正确应对医美整形

整形之前，一定要做好准备

对于任何爱美人士来说，整形手术都是大事。同时，为了提高手术效果，在做手术或者做治疗之前，我们都应该提前做好准备，把功课做足。

整形手术前需要做的准备主要有：

1. 心理准备

整形手术前，需要做好充足的心理准备，具体包括：

（1）整形需要慎重考虑，不能头脑发热、一时冲动就做决定，否则过后多半会后悔。

（2）树立健康的整形观，不跟风，不想入非非，不期望过高。

（3）了解手术或者治疗过程和风险，做好承受风险的心理准备。

（4）手术或治疗都有一定的创伤，事先安排好康复、愈合的时间。

（5）手术前放松心情，不紧张，不焦虑，不急躁。

（6）明白所有的手术或治疗都存在不完美，要坦然面对和接受可能出现的瑕疵或不是很符合预期的地方。

（7）做好家人的思想工作，取得他们的理解和支持。

2. 身体准备

做整形手术是锦上添花，对求美者的身体情况要求较高，而健康，是首当其冲的。

（1）对于女孩来说，如果准备做手术，请尽量避开月经期。

（2）手术前充分休息，保证睡眠良好，不过于疲劳。

（3）如患有感冒、发烧、咳嗽、贫血、高血压、糖尿病、甲亢，或其他疾病，要先将这些疾病治愈，再进行整形手术。

（4）妇科整形需要在经期结束一周后进行。如果患有妇科炎症，那么要先治愈后再进行手术。

（5）妊娠期，原则上禁止做整形美容手术。

（6）提前1~2周停用抗凝、活血类药物，如阿司匹林、调经药物、中药等；若习惯食用大枣、枸杞和人参等，也要在手术前两周停用。

（8）手术前不要使用双眼皮贴，要去掉假睫毛，不佩戴美瞳，不化妆，着宽松衣服，穿平底鞋。

3. 机构选择

不同级别的医疗机构对应不同级别的手术，要想提高医美效果，需充分了解并选择合适的医疗美容机构。一般来说，三甲整形专科医院、三甲医院美容整形科，规模、技术和急诊救治能力等都很强，为整形效果提供了一定的保证。再者，退一万步说，如若发生意外，还可以第一时间展开抢救，在很大程度上减少整形对生命带来的威胁。除了三甲医院，一些民营医疗美容机构也可以做整形手术，不过规模和资质不同，能做的手术类型也不同。总的来说，能做整形手术的民营医疗机构主要有三类：第一类是医疗美容医院，具备做乳房整形等需要全麻的较大型医疗整形手术资质，即使发生意外，也有一定的急救能力；第二类是医疗美容门诊部，可以做唇部整形等手术，设备配置和急诊救治能力较弱；第三类是医疗美容诊所，只能做一些像割双眼皮的小手术，不能做全麻手术，也没有急救措施和能力。

当然，除了要选择合适的医疗机构，还要用经验丰富的医生。在进行整形手术前，要详细了解做手术医生的资质、从业时间和工作经历等。这些都没问题后，建议还要多和医生面对面交流，多听取医生的建议，包括该项手术是否适合自己、术后的预期效果、潜在风险、应对风险的预案等。

总的来说，准备越充分，求美者越能在手术中和术后规避风险，顺利达成自己变美的目的。

4. 自我检查

并不是所有人都适合整形，有以下几种情况就不建议：

（1）未满18岁。虽然现在的整形手术对象越来越趋于年轻化，但18岁以下的孩子由于骨骼还未发育成熟，因此不能进行动骨或植入材料的手术，如切割下颌（俗称瘦脸）、磨颧骨、隆鼻、隆胸等。否则，容易造成骨骼损伤，影响身体的正常发育。

（2）疤痕体质。疤痕体质的人术后会在切口处形成大小不等的疤痕。伤口愈合后，表面疤痕会持续性增大，出现局部疼痛、红痒等症状，很可能导致自己不仅没有变得更美，反而变得更不好看了。这类人在人群中所占的比例很小，但如果你就是其中之一，就一定要注意。

（3）过敏严重体质。过敏体质除了日常生活中有很多禁忌，也不能做整形手术。因为在整形手术中，如果使用填充材料，很可能会引起过敏，严重的就会出现休克甚至危及生命。

（4）血压、血糖不正常。只有血压、血糖正常的人才可以进行整形手术，因为如果手术过程造成创伤，控制不住血糖和血压，那么就会导致甲状腺功能亢进或甲状腺功能减退，增大手术操作风险。

（5）凝血功能障碍。整形手术难免会出血，有凝血功能障碍的人就不能做这类手术，因为一旦手术时伤口部位出血不止，那么就会造成无法想象的后果。

（6）短期内做过同样的手术。半年内做过整形手术的人此时期内不宜再做第二次同样的手术。因为手术留下的创伤需要几个月才能得到良好的恢复，短期内再做，不但会增加手术风险，效果也不好把握。

（7）特殊时期。月经期、妊娠期和哺乳期女性不适合做整形手术。因为手术过程中会使用各类药物，而药物会对处在特殊时期的人的身体造成很大的负面影响，因此，进行手术最好避开这段特殊时期。

总之，爱美是人的天性，但不可盲目，在做整形项目前一定要做好充分的准备，才能让自己变美的梦想顺利实现。

爱美，但不要追求"十全十美"

在很多年轻人的心目中，大眼睛、尖下巴是标准的美女样貌，如果自己的眼睛和下巴不符合这个标准，就会认为自己不美而选择去整形。殊不知，整形是在自身基础上进行一定的完善，而不是去完全变成别人的模样。每个人的五官特征不同，改动程度就不同，一味追求心目中的"十全十美"，而不考虑个人的基本条件，那么很可能会导致得不偿失，甚至变得更丑。因此，在决定做整形之前，先要明确对整形的预期，即不追求"十全十美"。

每个人对美的看法都不一样，有的人觉得高鼻梁好，有的人觉得高鼻梁不好，因此做完隆鼻手术后，不要听到别人说"你这高鼻梁难看死了"就立刻再整回去。要知道这样做风险特别大，还有可能对身体造成严重损伤，如此就得不偿失了。

要明白，世界上没有十全十美的人，我们也不用刻意去迎合任何一个人，只要自己感觉好就行。因此做完整形手术后，只要自己比原来变得更美了就行，而不是盲目地将自己与某个绝色美女对标，要全身上下都整得和她一样，这样的完美复刻，既不存在，也不现实。

盲从新奇广告，很容易掉入陷阱

很多人之所以选择整形，除了想要变美，网络上频繁出现的整形广告以及周边朋友整形的影响，也是主要原因之一，这些在无形中狠狠刺激了这些人对于容貌的焦虑，令他们产生整形的想法。但大量事实告诉我们，整形不能盲目跟风，否则容易掉入陷阱，毁容又浪费金钱，严重的甚至会危及生命。

我们来看这样一个案例。徐姑娘风华正茂，但她对自己的容貌却并不满意，总觉得自己的脸形太圆，不够"洋气"，于是她产生了整形的想法。

通过一番搜寻比较后，徐姑娘找到了一家看起来各方面都不错的整形医院。

这家医院对外做的广告声称，其拥有先进的整形设备、尖端的整形技术、经验丰富的整形医生……这满足了徐姑娘对整形的所有要求，于是她果断联系了这家整形医院。

接待徐姑娘的整形医生叫安妮，她声称全权负责徐姑娘的整容手术及术后痊愈过程。徐姑娘感到满意，就爽快地交了手术费用。

但到了做手术这天，徐姑娘发现无论做手术的地方还是设备都很简陋，与之前广告中宣传的以及安妮医生承诺的似乎都有很大出入，于是她向安妮医生表达了自己的疑虑。

安妮医生只是简单告诉她，他们医院的手术费用和药水比正规医院要便宜很多，但效果却和正规医院的相差不大。

安妮医生这种敷衍和漏洞百出的回答并未引起徐姑娘的警惕，变美心切的她还是如期做了手术。

术后的一个星期、两个星期……一切正常，但一个月后，徐姑娘忽然发现自己左边的脸颊出现了一个硬块。看到这个硬块不像是肿起来的，她就立刻给安妮医生打电话，却发现"安妮医生"已经把她拉黑了。

徐姑娘慌了，意识到自己被骗、被坑了后，她立刻去了正规医院问诊。医生给出的结论是："注射瘦脸针不当，发生感染性病变。"

这对徐姑娘来说真是当头一棒，感染难道意味着毁容？她又气又怕，将这件事告诉了家人，家人带着她到当地公安机关报了案。

其实，在我们身边，有类似徐姑娘这样整形被骗经历的人还有很多，他们被虚假广告欺骗，损失金钱不说，严重的可能还会导致毁容，代价不可谓不大。

上述案例警告广大爱美者，整形前一定要谨慎，不要相信那些医美广告，特别是那些郑重承诺一定不会出现任何问题的医美宣传广告。做整形美容手术前，一定要多方考察，选择正规、有实力的医美整形机构。

一次整形手术并不能管一辈子

人所处的年龄段不同，体形和皮肤都会发生很大的变化。比如，双眼皮的人，年轻时眼周皮肤紧致，很好看，但随着年龄的增长，皮肤会松弛，眼皮会下垂，开始变得越来越不好看。

为了改善这种状况，有些人就会去做上眼睑提升术或眼周除皱术，但手术的效果也只能掩盖一时，等年龄再大些，松弛的状态还是会显露出来。因为即使是人为美容的效果，也禁不起时间的消磨。

比如，做玻尿酸注射手术，三四十岁的和七八十岁的人去做，得到的效果和维持的时间就明显不一样，后者明显不如前者。

对于整形这件事，并不是做完整形手术之后就能永久保持美的状态，它是有时效性的。就拿双眼皮手术为例，做了双眼皮整形手术后，随着年龄的增长，眼皮会越来越松弛，双眼皮的形状也会随时间的流逝而发生改变，不会像之前那么好看，这也属正常。

同样，无论是眼睛、鼻子，还是耳朵、下巴、嘴巴的整形，都不能维持一辈子，因为人总是要衰老的。随着年龄的增长，身体机能的衰退，皮肤会随之一点点产生变化。

不过通常来说，整形能保持大概3~5年的时间，但整形项目不同，维持的时间也不一样。通常情况下，做微整形，手术时间相对较短，对人体的伤害较小，但维持的时间也相对比较短，大概只能维持半年到一年的时间甚至更短。但如果做的是开刀型的手术，维持的时间就会相对长一些。

第三章　再生医学——抗衰

面部衰老的五个标志

衰老是生命发展过程中的一种现象，是机体从构成物质、组织结构到生理功能的丧失和退化过程，是从受精卵开始到死亡的那一刻都会持续存在和发生的一种现象，只是到了一定的年龄阶段衰老的特征才会比较明显地显现出来。

人体衰老过程中的生理变化主要体现在机体组织细胞和构成物质的丧失以及机体各器官代谢和调节等功能的减退等。而随着年龄的不断增长，在人诸多的器官中，最先表现出衰老征兆的便是人的皮肤，其中又以面部皮肤表现最明显，而面部老化的首要表现为松弛，具体表现在面部皱纹的出现、眼袋的形成、鼻唇沟的加深、面部脂肪组织的增加、面部骨骼的萎缩等。

因为人的面部最先出现衰老的特征，因此为了延缓衰老，很多人在非常注重面部的护理的同时，也在积极探寻导致人面部衰老的原因，以期能更好地延缓或改善面部衰老的症状。

总的来说，导致面部衰老的主要原因有以下五个：

1. 面部骨骼老化

骨骼的降解和塌陷会让面部的肌肉、组织、脂肪等发生移位，促使面部形态发生改变。比如，下颌轮廓变模糊、下颌变短、眼眶由矩形变为菱形、面中部凹陷、上颌骨骨质吸收、梨状孔面积增大等。

2. 面部韧带老化

肌肉韧带老化、支撑减少，会让软组织变松弛，出现泪沟、眉尾下垂、上睑松垂、皮肤松弛、苹果肌下垂、鼻唇沟、下颌缘松弛、口角囊袋、木偶纹等。

3. 面部肌肉老化

面部肌肉的长度会随着年龄的增长而增长，导致活动幅度减少，静止时，肌肉张力会达到最大的挛缩张力，致使面部肌肉拉紧、表情变少、皱纹增多。

4. 面部容量减少

脂肪萎缩下垂是导致面部容量减少的主要原因，常见的是眶周脂肪垫和眼轮匝肌下脂肪的下垂。前额、颊部、颞部以及口周区域脂肪萎缩下垂，会导致面部轮廓变得不流畅，没有柔和感，整个人看起来显得老态。

5. 面部皮肤老化

紫外线、空气污染、生活方式等引起的皮肤老化，会引发皮肤粗糙、皱纹加深、色素沉着、血管扩张、表皮角化不良、皮肤变薄、皮肤弹性变差等问题。

简而言之，面部老化主要包括软组织容量的减少、皮肤弹性的下降、骨骼结构的萎缩。

当然，除了以上，还要了解人体皮肤衰老的四个阶段。

第一阶段：25~30岁。

25岁为"皮肤拐角期"，从这个时候开始，皮肤的老化速度会逐渐加快，油分和水分开始减少，弹力纤维渐渐变粗，肌肤纹理变得粗大，眼睛周围和额头可能会出现较浅的皱纹，洗完脸后皮肤会有紧绷感。

第二阶段：30~40岁。

到了30~40岁，皮肤的光泽度会明显下降，皮肤油分和水分会大量流失，皮下组织开始减少或萎缩。比如，泪沟位置凹陷，皮肤所需的胶原蛋白弹性纤维等物质减少，导致皮肤变松，面部皱纹明显。

第三阶段：40~60岁。

到了40~60岁，面部皮肤整体会出现衰老、松弛状态，比如，皱纹明显，面色晦暗，松垂组织堆积，赘肉明显，下颌缘模糊等。

第四阶段：60岁以上。

60岁以上，面中、下部皮肤会变得松垂，色泽差，无弹性，皮下组织萎缩严重，颈部开始变松弛。

正确的抗衰方法

人人都想追求不老容颜，但世界上却没有"青春防腐剂"，即使是再精致的容颜，也抵挡不住岁月的侵蚀。但面对衰老，人们并没有坐以待毙，而是想出了很多抗衰老的方法来延缓和改善衰老症状。但目前来看，对于抗衰，很多人的想法或观念都是错误的。比如以下两种观念。

（1）有些人认为，所谓抗衰老，就是通过做拉皮提升手术将多余的皮肤除去，从而改善松弛下垂的皮肤。但事实是，这不仅不是抗衰，而且每次手术还会对部分面部神经造成损伤，丧失20%的面部表情。这样的手术做得多了以后，面部就会变得僵硬。此外，手术拉皮只能物理解决松弛问题，要知道，真正导致皮肤松弛下垂的原因是胶原蛋白和纤维蛋白的流失，因此只有补充胶原蛋白和纤维蛋白，才能恢复皮肤弹性，实现真正意义上的抗衰老。

（2）有些人认为，填充就是抗衰。其实，填充太多，反而容易形成"馒头脸""寿星公"，给人臃肿的感觉。

正确的抗衰方法应该是这样的：

1.注意眼周和颈部等容易衰老的部位

眼周、颈部等容易产生皱纹、又最容易看出年龄的部位，要悉心呵护，进行科学的保养和护理，必要时，还可以通过手术来改善。

2. 积极补水，做好防晒

皮肤一旦缺水，就容易变得干燥、没有光泽，因此补水是抗衰的根本。做好防晒工作，是抗衰的关键，可以通过涂抹防晒霜、戴遮阳帽、多吃防紫外线食物等方法来做好防晒工作。

3. 注意脸部轮廓的固定和韧带的提拉复位

通过微创手术，对轮廓进行固安，对韧带进行提拉复位，将松弛的皮肤收紧，填充凹陷，让脸部重现紧致清晰轮廓。

在抗衰的过程中，应采用正确的方法对身体，尤其是面部进行科学的护理和防衰抗衰处理，只有这样，才能让我们到了一定年龄阶段后，仍能最大限度地保持年轻和美丽。

面部抗衰的方法有哪些

随着年龄的不断增长，面部衰老现象会越来越严重，比如，出现色斑、皱纹、皮肤松弛等。那么面部抗衰的方法都有哪些呢？

第一，做好保湿、防晒工作，多喝温水，多吃蔬菜和水果，养成良好的作息习惯。

第二，平时要使用一些功效性的护肤品。比如，含有PB酵母菌多肽、氨甲环酸等具有淡化色素和抗炎修复作用的护肤品；或者使用淡化色素的精油，如含有氨甲环酸、左旋维生素 C、PB 酵母菌多肽的精油等，但要避免使用化学添加剂过多的护肤品。

此外，还可以通过医美的手段对面部进行防衰、抗衰处理，比如，中医一根针微创美容，注射肉毒杆菌毒素、童颜针（再生医学抗衰）、玻尿酸，服用类人胶原蛋白，进行面部埋线提升细胞抗衰等。不管用何种方法，只要遵循先无创、后微创、再有创的抗衰、防衰理念和原理就行。

下面我们来详细介绍上述方法。

1. 中医一根针微创美容抗衰

三级逆龄胶原再生针，遵循自然科学原理，以中医理论为基础，结合现代医学技术，运用注射方法，有效启动面部细胞的自我修复功能，修复受损皮肤，让面部呈现年轻态。此外，在注射胶原再生针的同时，也可以配合各种再生材料，实现面部的各层次抗衰老。

2. 童颜针（再生材料抗衰）

童颜针，即再生材料，其主要成分为聚左旋乳酸（PLLA）。这是一种生物相容性高、可完全降解（最后代谢成二氧化碳和水）的高分子材料，作用机制为聚左旋乳酸在皮肤内遇水降解产生左旋乳酸（该成分人体内本来就有，非常安全），左旋乳酸再与皮肤的成纤维细胞结合在一起，激活自身产生Ⅲ型和Ⅰ型胶原蛋白。不过要说明的是，这种炙手可热的医美材料童颜针一个疗程为 3~5 次，可维持 5~8 年，对医生的技术要求极高。

3. 肉毒杆菌毒素抗衰

肉毒杆菌毒素是由肉毒杆菌产生的一种神经毒素，作用于运动神经肌肉接头，可以抑制突触前神经介质乙酰胆碱的释放，具有除皱（动力性皱纹）、瘦脸（咬肌）、调整表情、改善肤质等功效。

4. 面部埋线提升（脂肪归位）

面部埋线提升是一种美容提升的手术方法，主要是将可降解的医疗用线埋入皮肤，起到紧致皮肤的功效。具体来说，就是将可吸收的胶原蛋白线通过微创手术的方式埋入皮肤下面，向上提拉下垂松弛的组织，起到紧致除皱、让脂肪归位的作用，从而有效改善下颌角变宽、鱼尾纹和法令纹增多等症状。

5. 玻尿酸抗衰

玻尿酸学名透明质酸，是一种多功能基质，不仅可以保湿，还是良好的透皮吸收促进剂，可以加快皮肤营养代谢、增加皮肤弹性、除皱，使皮肤变得柔嫩、光滑，有效防止衰老。

6. 自体脂肪移植抗衰

自体脂肪移植抗衰，简而言之，就是从自己身上的某个部位（一般是腰、腹、大腿等脂肪多的地方）取一些多余的脂肪，注射到想要填充的部位。

面部抗衰老的不同层次及方法

俗话说得好，"知己知彼，百战百胜"。在抗衰之前，先了解面部的解剖层次，才能更加清楚地知道导致衰老的根本原因，从而采取有针对性的抗衰方法去改善衰老状态。

从解剖层次上讲，面部衰老共表现为五个层次，不同层次有不同的特点，采用的抗衰方法自然也就不同，具体如下。

1. 皮肤层的抗衰方法

人的面部衰老后，肤色和质地都会发生改变，以致很多人会感慨"自己的皮肤没有以前那么好了"。确实，当面部呈现老态后，皮肤会变薄，皮肤弹性会下降，肤质变得暗沉并出现色斑等。

想要改善这些问题，可以选择光子嫩肤和中胚层疗法。光子嫩肤可以有效改善肤质，提亮肤色，修复皮肤屏障，促进真皮层胶原蛋白新生和重排，让皮肤变得更加细腻和紧实；而中胚层疗法则可以将玻尿酸、胶原蛋白以及一些水光针营养成分直接注入真皮层，促进皮肤微循环，刺激细胞加快新陈代谢。

2. 皮下脂肪层抗衰方法

面部衰老后，意味着胶原蛋白在流失，脂肪在萎缩和下移，从而导致皮肤变得松弛，面颊凹陷，面部出现细纹、皱纹和沟纹等。为了改善这些症状，可以根据衰老程度，使用中医一根针微创美容，作用于出现问题的层次，让松散的脂肪组织细胞重新变得紧密，通过改善血液循环、疏通经络、调和气血、快速排毒等方法，促使退化细胞修复，促进胶原再生。如果问题严重，还可以使用再生材料，配合医生的审美观念，少量多次注射，激活自体胶原蛋白，发挥胶原紧致提升自然抗衰的效果。

3. 肌肉腱膜组织层抗衰方法

面部衰老后，面部轮廓和容量会逐渐发生改变，使皮肤变得松弛和下垂（感觉自己的脸是往下垮的），从而出现眉毛下垂、下颌缘不清晰、眼袋等问题。

针对这些问题，如果症状较轻，属早期轻度衰老，那么同样可以首选中医一根针疗法进行微创美容。如果症状较重，已呈中度及重度衰老，则要在"一根针"和再生材料的基础上再使用线性提升术，往皮肤中埋入可吸收的胶原蛋白线，对其进行提升，使其由松弛下垂变得紧致，并使肤质得到改善。如是更严重程度的衰老，那么就最好选择拉皮手术，切除多余的皮肤，将松弛的皮肤向后、向上提紧，同时也将面部筋膜层拉紧。

4. 组织间隙与支持韧带层的抗衰方法

随着面部肌肤的老化，韧带间隙会增大，支持韧带松弛，面部出现松弛和下垂等现象，常见的就是印第安纹加深。为了改善这个问题，轻度的松弛下垂可以选择再生材料，注射到深层韧带周围，激活自体胶原蛋白，从而起到增加组织密度和紧致提升的效果；如果是中度及重度的皮肤松弛下垂，那么往往会伴有口角囊袋，此时就可以在注射再生材料的基础上辅以面部埋线提升手术，对面部皮肤尤其是口角部位的皮肤进行提拉紧致。

5. 骨膜与深筋膜层的抗衰方法

面部衰老后，骨骼会萎缩和老化，而随着骨骼的这种变化，面部的韧带也会变得松弛，使得脂肪下移，进而出现眼凹陷、眉弓向下等问题。除此之外，骨性衰老还会伴随胶原和钙质的流失，面对这些问题，除了要在饮食中注意补钙外，还可以选择再生材料进行深层注射，从而做到少量多次在骨膜层建立支撑。

综上所述，面部衰老是面部骨骼、肌肉、韧带以及其他各种软组织共同变化的结果，因此靠单一的抗衰项目并不能完全达到抗衰的目的，而是应根据衰老的皮肤层次采取不一样的抗衰老项目，来对面部皮肤进行多维度、由深层至浅层的全方位抗衰。

第四章 美容整形，并不是某一类人的专利

美容整形，不是女性的专利

如今，爱美已经不是女性的专利，许多男性也开始通过美容的手段来提升自己的颜值，改善自己的形象。

从传统意义上来说，虽然女性群体占据整形美容手术者的绝大多数，但近来已有越来越多的男性加入医美整形的大军中。走进整形外科专家的诊室，你会发现男性咨询者的数量比你想象的要多。而且，数据显示，截至目前，男性整形者已经从几年前的5%上升到30%，成为整形行业的新消费力量。

越来越多的男性加入整形美容队伍中的主要原因是，在颜值经济火爆的当下，外形和容貌对男性择业、求偶、工作和生活的影响也变得越来越大。

男性医美整形，通常是对面部等部位进行微调，如通过面部除皱、去

眼袋等使自己更显年轻，更富活力，因此手术的幅度相对较小，术后恢复快，一般不会影响工作和生活。

目前，男性所做的整形手术主要有以下几类：

1. 头发移植

随着现代显微植发技术的发展，不仅秃头得到了有效的治疗和改善，身体的一些特殊部位也可以进行永久性毛发移植，这对于改变或创造独特魅力无疑具有不同寻常的意义。只不过，为了使移植的毛发看起来更自然，通常需要多次手术，且每次手术后的恢复期相对较长。通常，一个完整的植发周期需要 1~2 年，因此要想做头发移植，就要先做好合理的时间安排。

2. 五官整形

在人们的印象中，男性的鼻子应该是挺直的，否则会大大降低男性刚毅伟岸的形象；同样，明显的眼袋亦是衰老和憔悴的象征，也让很多男性接受不了。因此进行鼻子和眼部整形就成为很多男性的选择。

通常，男性的这些整形手术恢复期都比较短。比如，通常，在做完去除眼袋手术后的第二天就可以独立活动了；第 3 天、第 4 天可以戴墨镜外出，第 5~7 天就可以正常上班了。只是期间需要根据医嘱做一些护理，比如，术后一小时内需轻轻按压眼睑防止出血，一周内都要往眼部滴抗生素眼药水等。

隆鼻后，鼻子周围会出现一些瘀伤，但不用担心，通常一周后瘀伤就能自行消退。要注意的是，隆鼻手术做完后的一周内不能跑跳，不能让鼻子受到撞击，以免假体移位。

做完除皱手术后，通常第 2 天就可以自行活动，在第 5~7 天后便可以外出活动，并能在第 10~14 天重返工作岗位。

化学换肤或磨皮等皮肤治疗 3 周后才可以剃须，因为这些治疗会去除皮肤表层，使皮肤变得敏感、肿胀和呈鲜红色，3 周内剃须的话会影响皮肤愈合。

3. 吸脂 / 塑形

在健康美盛行的今天，很多男性已经不满足于只是在脸上"做文章"了，他们更青睐健美的身材。因为这种身材可以给人留下更好的印象。他们都不喜欢大肚子，平坦微肚也不太满意，只有肌肉凸出的腹部才是理想的外观。而吸脂或塑形手术，不仅可以让人瞬间摆脱多余的脂肪，还可以"废物利用"，将去除的脂肪填充到身体较不结实的部位，从而让人的整个身体都显得壮硕、身材健美。

最后，有一个小知识要告诉大家，那就是，其实，男性皮肤的弹性一般比女性要好，皮下脂肪比女性的更紧实，血液供应也更丰富。因此，这些先天有利的条件，可以让男性在整形手术后恢复得更快。

美容整形，不是有钱人的专利

近年来，随着医美整形的普及，其价格也比前几年有所降低，从而使得整形不再是有钱人的专利。假如整形医师只为占总人口1%的人提供整形服务，那么整形行业也不会像今天这样繁荣。事实也证明，做整形手术的求美者大多不是所谓的"有钱人"，只是些单纯期望找回自信、改进容颜、提高生活质量的普通人。

那么作为普通人，在做整形手术前需要注意哪些方面呢？

1. 先了解行情，争取优惠

同样的隆鼻手术，在民营医院做与在公立医院整形外科做价格天差地别。虽然不同的材料、专家、设备等因素会多少影响整形的价格，但其实本质上差不了多少。因此，为了不花冤枉钱，在做整形手术前，先了解不同整形医院中自己要做的整形项目的大概价位，做到胸中有数，避免被欺骗。

2. 警惕低价陷阱

如今，低价打折因为迎合了很多人的心理，因此已经成为商业竞争中的一种常用手段。虽然低价的东西不一定等于低质的东西，但一般来说是"一分价钱一分货"，因此在做整容手术时，也不能一味贪便宜，从而使得手术的安全性降低，手术效果过差，这样，不但不能让自己变美、变帅，反而变丑了，完全背离了做整形手术的目的。

3. 多咨询，多比较

整形医院价格在各地各不相同，即使是在同一城市的同一地区，价格也存在差异，因此求美者应该多问几家整形医院相关整形项目的价格，然后再做权衡。要提醒的是，平时大家看到的整形医院各种整形项目的价格标的都是最基础的部分，并不是完整手术所需的费用。比如，正规整形医院大多都将手术费与材料费分开定价，手术费一般都是固定的，而材料费则会因为产地、材质的不同而定价不同，有的可能相当高昂，因此求美者一定要在术前咨询清楚。

美容整形，不仅属于年轻人

如今，随着我国步入老龄化社会，老年人数量急剧增多。而同时，随着社会福利待遇的提高，加之奋斗了大半辈子，大部分的老年人都有些积蓄，有的甚至积蓄颇丰，因此就有了除了基本的吃穿住用行之外的其他需求，比如对自己外形的在意等，于是就出现了近年来老年医美整形者越来越多的现象，可以说，老年人整形的热情丝毫不亚于年轻人。整形不仅可以让老年人变得更年轻，更能让他们充满自信，因此老年人是不排斥整形的。

82岁的李老头是个地地道道的天津人，3年前老伴意外过世，他消沉了很久。但在半年前的一次晨练中，李老头遇到了同样丧偶的70岁的郭女士。郭女士保养得很好，打扮时尚，乍一看就像50多岁。两人很有共同语言，相处了一段时间后就确定了恋爱关系。

李老头的子女非常支持这段黄昏恋，他们和郭女士相处得也很愉快。而郭女士的子女远在国外，一直没跟李老头见过面。春节前夕，李老头打算与郭女士一起出国和郭女士的孩子们见见面。可是,随着时间的临近,李老头有些不自信了:"她的孩子们会不会嫌我老?"

一次偶然的机会,李老头了解到整形中的"童颜术",发现它正符合自己的需求:采用面部 5 点定位技术,向上、向后、向左、向右平衡提拉皮肤,再加上面部填充、注射美容,可以全面改善面部和颈部的皱纹,术后几乎不留疤痕,也不影响说话、大笑等面部动态活动。

经过严密的术前评估,李老头如愿接受了手术。术后整个人看起来年轻了十多岁,他的自信心也回来了,竟然主动要求提前与郭女士的孩子们视频"见面"聊天。

不过,与年轻人整形美容动不动就隆鼻、隆胸或抽脂、填充等不同,老年人主要是想通过医美整形稍微去除一下面部和颈部的皱纹,让自己看起来显得年轻些,让自己更有自信。

总之,医美整形已不再只是年轻人的专利,它同样获得了越来越多老年人的认可。而在医美整形的加持下,也让老年人的生活更加多姿多彩、幸福快乐。

中篇
医美整形的主要内容

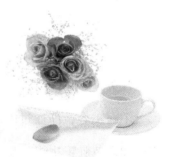

第五章　中医美容

中医美容的理论基础

中医是从中国古代就流传下来的治病救人的医学方法，而中医美容是中医的延伸和发展，是一种以中医理论为基础的且与现代医学技术相结合的医疗美容方法。

中医美容，即通过内服或外用中药，并融合现代微创美容技术手段，来达到调节脏腑功能、改善血液循环的目的，从而重现人的年轻态，让人精神焕发、容颜靓丽、身体康健。

中医美容方法多样，有内服、外搽、熏染、沐浴中药，以及药膳、按摩、针灸、埋线以及融合了现代仪器的美容手段等。通过这些美容方法的运用，可以有效改善人体机能，实现形体美和容貌美的协调统一，有效延缓人体衰老。

中医美容是以中医学基本理论为基础。中医学基本理论的内容体现在多个方面，但都和人体美容、养生保健等有着密切联系，如阴阳五行理论、经络理论等，不仅为美容保健、损伤性皮肤病的恢复等奠定了理论基础，而且对中医美容技术的规范化应用有着不可忽视的指导意义。

中医认为，人是一个有机的整体，只有整体保持阴阳平衡、脏腑安定、经络通畅、气血流通，美容效果才能持久稳定。下面介绍中医美容的几种常用手段和方法，供大家在有需要时根据自身条件进行合理选择。

（1）中药美容。中药美容是在中医理论指导下通过内服或外敷由中药配制成的粉、膏、液、糊等美容制剂，根据需要内服或外敷，同时配以适当按摩以达到调理脏器、活血通络、软坚散结、退疹祛斑、养颜驻容、延缓肌肤衰老等美容效果。

（2）经络美容。经络美容包括针刺美容、灸治美容和按摩美容。

①针刺美容，即用中医特制芒针或其他能起到针刺作用的器械，刺激经络上的特定穴位，来达到疏通经络、调理气血、重现光彩肌肤的目的。

②灸治美容。根据中医辨证施治理论，点燃特制的艾条，在特定的穴位上熏烤，借温热刺激穴位，便可起到行气活血、滋润肌肤的作用，让人重回年轻态。

③按摩美容。在中医理论的指导下，根据美容需要，进行面部某些穴位的按摩，使经络得以疏通，经络、肌肤气血实现平衡，从而起到祛斑、润肤、防皱等美容效果。

（3）气功美容。进行某种气功练习，通过调形（动作）、调神（意念）、调息（呼吸）等功夫，锻炼精、气、神，从而达到治病强身、养颜驻容的目的。

（4）药膳美容。根据个体的美容需要，食用某些由药物与食物相配伍制成的药膳，以调理机体气血、滋养脏腑，从而达到美容的目的。

中医美容，综合内服、外用、技法方法，再辅以先进的医疗设备，可做到既注重外在的皮肤滋养，又注重内部气血的补益和脏腑功能的调节，内外兼治、双管齐下，充分体现中医整体调治的特点及中医美容的完美功效。

中医美容的特点

中医美容继承了中医学的理论体系，以整体观念和辨证施治思想为指导。

中医美容学非常重视人体本身的统一性、完整性及与自然界的相互关系，认为人体不仅与自然环境紧密联系，而且本身就是一个有机整体，不但在结构上不可分割，在功能上亦是相互协调、相互为用、相互影响的。

我们知道了人体各结构器官其实是一个统一的整体，相互关联，那么身体各器官、各部分的变化，便能反映出整个身体的健康情况。比如，皮肤白嫩、脸色红润、体格健壮便是身体健美的标志，也是各脏腑经络功能正常、气血充盛的表现。反之，如果皮肤晦暗粗糙，则是脏腑功能失调、气血阴阳紊乱的病理反应。以黄褐斑为例，中医认为黄褐斑的发病是由内分泌失调引起的，并不仅仅是面部皮肤局部的病变导致，而是多数与肝、脾、肾功能失调有关。要想消除黄褐斑，根据中医美容理论体系，只有树立整体观念，采用内外结合、标本兼顾的方法，调理好气血和脏腑功能，使机体阴阳协调，才能达到目的。

辨证施治是中医认识疾病和治疗疾病的基本原则与方法，也是中医美容学的基本原则和方法。所谓辨证，就是将四诊（望、闻、问、切）所收集的症状和体征进行分析和综合，辨清疾病的原因、性质、部位以及邪正之间的关系，从而将其概括判断为某一种性质的证。而施治，是根据辨证的结果确定相应的治疗方法。

由上可见，辨证和施治是治疗疾病的手段和方法，是诊治疾病过程中相互联系的两个方面，是理法方药在临床上的具体运用，也是指导中医美容临床工作的基本原则。其主要有这样几个特点：以症辨证，以病辨病，病证结合，确定治则，异病同治，同病异治。这里，症是证的表象；证是对症的病性概括，是疾病某一阶段的本质反映，疾病的不同发展阶段可表现出不同的症，每种病症可能由不同的证候引起。例如，阴虚型的黄褐斑、面部皱纹和皮肤发黑，病虽不同，但证相同，都源于阴津不足，治疗时都可以选用滋阴的药物，这便是中医美容所依据的理论。

中医美容的主要技术包括：膳食和体质调养技术、中药与经络美容保健技术、情志调节与疾病预防等技术。概括起来，中医美容技术可以分为治疗和保健两大部分。美容治疗技术是运用中医药技术，治疗各种损美性疾病，消除疾病所致的容貌、形体方面的缺陷；美容保健技术是通过中医自我调养或养生保健等方法，达到防衰、抗老、驻颜和美容的目的。

中医美容技术主要通过四种形式发挥作用：维护正常人体生理（美容护理、保健、养生）、修复人体病理损伤（损美性疾病诊治）、改善不良生理状况（修饰、掩饰容貌缺陷或瑕疵）、塑造理想人体形象（美容整形术、塑身、减肥、增重、矫形）等。

中医美容技术采用的方法主要有中药、针灸、推拿导引、气功、药膳食疗和养生保健等。

中医美容的常用穴位

一、面部美容按摩常用穴位

1. 四白穴

很多女性非常重视外貌，但脸上总会出现一些长痘、色素沉着、肤色暗沉、长斑等问题。

在中医理论中，长斑是身体内部失调、亚健康的一种表征。容易长斑的人多脾虚血瘀、肝肾不足、气机不畅。要想有效解决"斑点"的困扰，就要调节内分泌，以内养外。

四白穴位于人体面部，瞳孔直下，眶下孔凹陷处。点揉四白穴，可以缓解眼部肌肉疲劳，预防黑眼圈。长期坚持每天轻柔按压 2 分钟左右，可让面部皮肤变得细腻、美白。

2. 睛明穴

经常熬夜，情绪不稳定，眼部疲劳，致使血液循环不畅，眼部瘀血，就会形成我们常说的黑眼圈。

睛明穴是足太阳膀胱经上的第一个穴位，此穴会将膀胱经之气血输送给眼睛，让眼睛变得明亮清澈，让人看起来精神抖擞、神采奕奕。因此，当出现黑眼圈时，就可以按摩一下睛明穴。

3. 颊车穴

颊车穴，位于人体面颊上，在下颌角上方1寸的凹陷中。

脸颊是毛细血管和面部神经都非常丰富的区域，颊车穴就位于这个区域中，按揉此穴，可以放松面部神经，加速面部血液循环，调节面部气色。长期坚持，不仅可以使面部肌肤红润有光泽，还能消除面部皱纹、浮肿等问题。此外，按摩此穴，还能疏通头部上下的经络，让面部气血顺畅，消除面部细纹和水肿，让面部肌肤重新焕发活力，改善皮肤松弛状态。

4. 印堂穴

印堂穴是人面部的重要穴位，位于两眉连线的中点上，即人们常说的"眉心"。

按压印堂穴，可以舒缓额头皱纹，延缓衰老，增加面部气血，使面部恢复容光焕发的状态。

《黄帝内经·上古天真论》中有云："女子五七，阳明脉衰，面始焦，发始堕。"意思是说，在正常情况下，35岁是女子气血开始逐渐衰弱的年龄，此时最突出的表现就是面色逐渐失去光泽，脱发问题逐渐凸显；面部肤色开始变得焦黄、脸部开始下垂等。其实，要想改善脱发现象，按揉印堂穴就是一个不错的方法，不仅可以提升脸部肌肉，还可以增加脸部光泽，帮助肌肤重回年轻态。

5. 大迎穴

大迎穴又叫髓孔穴，位于侧面的下颌骨前方、下巴骨的凹陷处。按摩该穴位具有消除面颊肿痛，纠正口角歪斜等作用。而且，因其下布有丰富的面部肌肉和神经组织，是瘦脸要穴。很多有双下巴的人，经常按揉大迎穴，有助于加速胃经气血流动，将堆积在头面部的垃圾代谢掉，消除双下巴，达到瘦脸的效果。

6. 翳风穴

翳风穴位于耳根部，呈正坐或侧伏姿势，耳垂微向内折，于乳突前方凹陷处取穴。

颈部气血运行不畅，新陈代谢不利，导致此部位脂肪堆积过多、肌肉松弛，就会出现双下巴。推拿该穴位，可疏通颈部气血，促进血液循环，加速新陈代谢，减除多余脂肪，让下巴肌肉更紧实。

二、艾灸养颜美容穴位

艾灸是一种传统的保健方法，艾灸疗法也是以穴位为基础的，是运用艾绒或其他药物在体表的穴位上烧灼、温熨，达到养生保健、防病治病的功效。下面就为大家介绍一些艾灸养生常用的穴位。

1. 灸神阙穴

神阙穴,也就是肚脐,是心肾五脏交通的门户,更是人体生命能源的所在地,被广泛运用于养生保健、美容养颜等方面。

对于去皱而言,神阙相当于树根,只有根深,才能叶茂。艾灸神阙穴,能通五脏之气,增加生命活力,让皮肤润泽,减少皱纹。

2. 灸气海穴

气海穴位于下腹部,当前正中线上,肚脐中央向下约2横指处。

中医认为,气海穴是补气要穴。女性内气不足,血液流动性差,就会出现面色不好、身体容易倦怠、月经不调等问题。艾灸气海穴,可减轻这种症状。

3. 灸关元穴

关元属任脉,位于腹部正中线,脐下3寸,是一身元气之所在,别名"丹田"。

艾灸关元穴,可以使人体的气血充足而上达头面,具有醒脑提神、滋养五官发肤的功效,能够有效淡化、分解面部表皮的黑色素沉淀,消除面部水肿、眼袋、黑眼圈、色斑等,改善面部倦容,令肌肤色泽红润、富有弹性,整个人看上去显得神采奕奕。

4. 灸大椎穴

大椎穴属督脉,在第7颈椎与第1胸椎之间,又名百劳穴,有"诸阳之会"和"阳脉之海"之称。

现代研究发现,艾灸大椎穴,可清热解毒、活血化瘀,适用于皮肤病的治疗，患有风疹、荨麻疹、湿疹、痤疮等皮肤病，就可以采用这种方法。

5. 灸解溪穴

解溪穴本身可以治疗颜黑。古代医书《针灸甲乙经》中就说道："颜黑，解溪主之。"解溪穴位于脚背，踝关节活动的凹点，是全身祛痰祛湿的穴位，对于解除下肢水肿有较好的效果。

很多女性面色晦暗、容颜憔悴，其实，要改善这个问题，灸解溪穴即可。

6. 灸中脘穴

中脘穴属任脉，位于腹部正中线，脐上 4 寸。

斑点、黑痣、痘痘最影响面容的美观度，而面部之所以出现斑点、黑痣、痘痘，多数是因长期饮食不节或常吃冷饮使胃出问题而导致。要想根除，艾灸中脘穴即可。

7. 灸三阴交穴

三阴交是足三阴经（脾经、肾经、肝经）的交会穴，位于小腿内侧，内踝高点上 3 寸胫骨内后缘。

经常伤脾，面部和全身的肌肉就松弛得快，从而导致人快速衰老。如果想在 40 岁后保证面部和胸部不下垂，除了饮食要规律外，还要艾灸左右腿的三阴交穴，因为三阴交是脾经的大补穴。每天晚上 9~11 点，三焦经当令之时，按揉两条腿的三阴交各 15 分钟，具有调理月经、祛斑、去痘、祛皱的功效。

皮肤之所以出现过敏、长湿疹、荨麻疹、皮炎等毛病，都是体内的湿气、浊气和毒素在捣乱。艾灸三阴交，把这些东西赶出去，皮肤就能变得干净无瑕。

8. 灸丰隆穴

丰隆穴是足阳明胃经穴，位于小腿外侧的中点、肌肉隆起的位置。该穴位祛湿效果较佳。每日艾灸15分钟，就能有效健脾祛湿。

对于痰湿肥胖者来说，艾灸丰隆穴能调脾胃，从而恢复脾胃的运化功能，消除脾胃里面的水湿浊气，使气血畅行，痰湿自化，消脂减肥。

9. 灸足三里穴

足三里穴位于外膝眼下3寸，用掌心盖住自己的膝盖骨，五指朝下，中指尽处便是此穴。

足三里是胃经的合穴，是全身经脉流注会合的穴位。艾灸该穴可以治疗面部皮肤病症，有很好的美容作用。

10. 灸命门穴

命门穴又名精宫，督脉之穴，在第2腰椎之下与脐相对，是生命之根本，维护生命的门户。

平时对这个穴位进行刺激，可以促进腰部气血循环，改善腰膝酸软、疼痛等症状。此外，刺激命门穴也有助于减肥瘦身。

中医无创美容技术

中医美容融合现代无创美容技术[①]主要是指中医美容技术整合无创声、光、电和化学剥脱等现代美容技术。其中，声就是超声，如超声刀；光就是激光、强光等各种光子嫩肤仪的使用，如窄谱光（DPL）；电就是射频，如热玛吉；化学剥脱技术则是各种化学成分的使用。以下将对各个形式进行讲解。

1. 中医美容技术整合无创声类仪器，如超声刀

所谓超声提升，就是把能量聚集到一个点上，改变胶原蛋白性质，提升胶原蛋白温度，用不伤害皮肤的方式刺激胶原蛋白新生，紧致皮肤，减少皱纹的产生，提高皮肤的修复能力，增强皮肤细胞的活性，从而起到改善皮肤、抗衰老的效果。

2. 中医美容技术整合无创光类仪器，如光子嫩肤

光子嫩肤是一种先进的高科技美容项目，具体方法是：将特定的宽光谱彩光直接照射到皮肤表面，穿透皮肤深层，选择性作用于皮下色素或血管，分解色斑，闭合异常的毛细血管，同时刺激皮下胶原蛋白增生。

[①] 国家卫生健康委办公厅：《关于印发医疗美容主诊医师备案培训大纲》的通知，国卫办医函〔2020〕537号，2020年7月6日。

3.中医美容技术整合无创电类仪器，如热玛吉

热玛吉是一种射频治疗技术，具体操作方法是：通过产生光热能量，刺激皮肤内的胶原蛋白及弹力纤维组织再生。此外，还可以产生射频电流来加速皮肤内的营养及再生组织的快速流动，并排出色素物质，从而使细胞气化、组织收缩，以达到紧致皮肤、光滑皮肤的作用。

4.中医美容技术整合无创化学剥脱，如果酸换肤术

果酸换肤术指的是，从多种水果中提取出一种高浓度果酸，如柠檬酸、苹果酸、杏仁酸等，将其涂抹到皮肤上，与皮肤发生反应后，清除老化的角质，减少黑头，解决毛孔粗大的问题，增强皮肤新陈代谢，改善肤质。

中医微创美容技术

中医美容技术融合现代微创美容技术包括一根针微创美容、微创光电技术（黄金微针、二氧化碳激光、铒激光等）、埋线疗法（各种蛋白线，如PDL、PCL等）、注射填充法（所有填充注射产品，如玻尿酸、自体血清、自体脂肪等）、文绣等。

1.一根针微创美容

一根针微创美容法是在古老的针灸和现代美容的基础上发展起来的一种中医美容整形新疗法。具体操作方法是，利用特殊针具，按照《灵

枢·官针》篇中的毛刺手法,根据人体气血的运行规律,改传统直刺为平刺,改多针为一针,来达到美容的功效。一根针微创美容以中医学基础理论为指导,重视整体观,标本兼治,既不用开刀,也不用手术,更无须化学填充、药物注射,无风险,持续不反弹,安全有效,可以打造出自然美、健康美、本色美和持久美!

一根针微创美容,不仅可以去除抬头纹、川字纹和鱼尾纹,还可以隆鼻、丰额头、丰胸或丰下巴。此外,还能去除黑眼圈、提升眼角和面部,去除富贵包、乳腺增生等。简言之,仅用一根针,就可以达到美容、抗衰老的作用。

一根针微创美容祛皱的原理如下:

(1)能最快捷、最直接地改善血液循环。

(2)改善微循环障碍、疏通经络、调和气血,加强皮肤的新陈代谢。

(3)快速直接排出毒素,阻止细胞和组织的退化性萎缩与病变,促使退化细胞组织再生和修复。

(4)可使面部电流重新分布,细胞重新排列和再生,达到细胞生理和生化过程的良性改变,清除自由基。

(5)分离粘连,去除结节条索,改善肤质,让痉挛紧张的肌肉和筋膜放松下来。

2.黄金微针

黄金微针是在中医美容技术和微创光电技术相结合的基础上创造出来的一种针法,具体方法是,结合微针、高温射频和透皮给药三种技术,将黄金涂层绝电微针探头中的微针深入皮肤，同时释放出高温黄金射频能量，安全、准确、均匀、有效地加热深层真皮的胶原蛋白，促进胶原蛋白的变性、重组和凝结，达到紧肤的效果，让肌肤重回年轻态。

3. 埋线疗法

如面部蛋白线埋线提升。所谓埋线提升，就是将可吸收的蛋白线埋入需要改善的皮肤层来改善皮肤下垂的问题。通过不停地刺激和激活蛋白线，促进自体胶原蛋白的合成，改善皮肤弹性，达到除皱的目的。

4. 注射类填充

如童颜针填充。童颜针是一种再生类注射填充剂，主要成分为左旋聚乳酸。左旋聚乳酸是外科可吸收线的原料之一，具有良好的生物相容性和可降解性。童颜针注射到皮下组织时，其中的左旋聚乳酸可以刺激胶原蛋白增生，来达到祛皱、填充凹陷、提升皮肤、抗衰老等作用。

常用的中医美容疗法

一、针灸美容疗法

针灸美容从中国传统医学的整体观念出发，以针灸为手段，对局部皮肤和穴位进行刺激，通过增进机体代谢能力、疏通经络、调节脏腑气血，来达到祛皱、去眼袋、瘦脸、减肥、延缓衰老、治疗面部皮肤病等目的，操作简便，安全可靠，很受人们的欢迎。

1. 针灸祛皱纹

皱纹分真性和假性两种。假性皱纹的概念是真性皱纹的前期阶段，不改善假性皱纹，就会在最短的时间里向真性皱纹发展。

皮肤水分减少所产生的小皱纹，皮下脂肪减少所产生的暂时性皱纹，就是假性皱纹，会导致面部弹性纤维退化萎缩，出现真性皱纹。

针灸穴位刺激皮肤功能活化，就能增加和保持皮肤水分与脂肪。其物理机制是，将弱电流导入皱纹皮下，引起组织肿胀产生纤维化，从而消除皱纹。

2. 针灸去眼袋

眼袋即眼眶四周韧带松弛、脂肪组织向皮下膨胀形成的病状突起，往往有水分滞留。

临床上，分为先天性和获得性（后天性）两种眼袋。先天性属遗传，后天性乃眼睑皮肤长期受到不良刺激，如按摩不正确、常画眼线等，最终导致眼睑皮肤松弛并萎缩。

电针刺激相应穴位，如太阳、鱼腰及阿是穴，电流会引起眼睑肌肉明显收缩跳动，从而加速局部脂肪分解，收紧松弛的眼睑。

3. 针灸瘦脸

脸部肌肉的种类很多，而每种肌肉的牵动方式也不尽相同。只有分别知道每种肌肉的牵动方式，才能提高瘦脸效果。

专业美容医师将针灸脉冲应用于脸部塑形上，这不仅能促进脸部血液循环，有效去除老化的皮肤细胞，供给并维持新生细胞所需的养分，让肌肤恢复自然的光泽与柔润；还能真正刺激肌肤深层肌肉的运动，排除体内毒素，使肌肤趋于老化的代谢功能恢复正常，从而有效解决如青春痘色素沉淀、黑眼圈等皮肤问题，使肌肤恢复原有的健康。

针灸是面部美容的主要手段之一，可使头部血管扩张，促进血液循环，消除皱纹，协调面部皮脂分泌，让皮肤变得更加柔润。

4. 针灸减肥

肥胖患者一般可分为两类，即单纯性肥胖与继发性肥胖。

（1）单纯性肥胖。多见于青少年和部分二三十岁的白领人士。单纯性肥胖可能是由遗传因素引起的。研究表明，父母单方肥胖的，子代肥胖的发生率为40%；父母双方都肥胖的，子代肥胖的发生率会高达70%~80%。另一种可能是由于后天因素造成，比如，长期饮食不均匀、生活习惯不佳、脂类食物摄入太多、缺乏必要的体育锻炼、摄入与代谢不均衡等，均会造成后天肥胖。

（2）继发性肥胖。多发生于中老年，是由其他疾病引起的肥胖，如高血压、糖尿病、肾脏疾病等，还包括药物引起的肥胖，如激素引起的内分泌失调等。

针灸之前，应先找出造成肥胖的病因，并接受相应的疾病治疗，病情得到控制后再施行针灸疗法。但针灸疗法用于继发性肥胖的减肥效果远不如用于单纯性肥胖的效果好。

针灸法讲究的是，通过长期刺激穴位，来达到缓慢调节肥胖者的内分泌，使其体内各种不平衡状况慢慢消解，最终达到恢复机体正常生理功能的目的。减肥效果基本上是长期的、稳定的，甚至还有"后效应"，即停止针灸治疗后体重继续减轻。治疗结束后，体重一般不会反弹，且无不良反应。此外，针灸疗法是一个相对自然的治疗过程，不用进行严格的饮食控制，但也不能暴饮暴食，但应避免吃过于辛辣或开胃的食品。

二、按摩美容疗法

按摩美容是我国传统医学中独特的养生保健方法之一。

所谓按摩美容，就是在人体的一定部位，施用不同的手法进行按摩，使其经脉宣通、气血和调、补虚泻实、扶正祛邪，从而达到延缓皮肤衰老、恢复容颜的作用。

按摩局部穴位，可以疏通经络、调和气血、扶正祛邪，达到增强体质的作用。定期进行按摩，即使是苍白、松弛、干燥的面部皮肤，也能变得红润而富有弹性。

长期按摩头面部可以促使面部皮肤毛细血管扩张，改善血液循环，增强汗腺、皮脂腺功能，加快新陈代谢，加强皮肤营养，增加皮肤光泽，维持皮肤弹性，使面部不产生或少产生皱纹，或舒展已产生的皱纹，使人面色红润、青春常驻。

按摩美容手法主要有这样几种：

1.摩法

（1）掌摩法，亦称摩腹，具体方法是做环形而有节律的抚摩。摩腹时，按如下顺序进行：

上腹→脐→小腹→右下腹→右上腹→左上腹→左下腹。

（2）指摩法。将中指、无名指和小指指面附着在治疗部位上，做环形且有节律的抚摩。本按摩方法主要用于面部、胸部或某些穴位的按摩。

2. 擦法

（1）掌擦法。手掌根部紧贴皮肤做直线往返快速擦动。本按摩方法接触面积大，产热低且慢，主要用于腰骶、四肢、肩部等部位的按摩。

（2）侧擦法。手掌侧部紧贴皮肤做往返直线快速擦动。本按摩方法接触面积小，产热高且快，主要用于腰骶、肩背和四肢等部位的按摩。

（3）鱼际擦法。使用鱼际部位在身体上做往返直线快速擦动。本按摩方法接触面积小，产热较快，主要用于上肢和颈肩部等部位的按摩。

3. 推法

（1）掌推法。用掌做单方向直线推动。推动时，应轻而不浮，重而不滞。本按摩方法多用于背部、胸腹部、季肋部、下肢部等的按摩。

（2）指推法。用手指做单方向的直线推动。本按摩方法用于肌腱及腱鞘等部位的按摩。

（3）肘推法。肘关节屈起，单方向做直线推动。本按摩方法用于脊柱两侧等部位的按摩。

（4）拇指分推法。用双手拇指自前额正中线向两边分推。

（5）十指分推法，亦称开胸顺气。具体按摩方法是，用十指自胸部正中线沿肋间隙向两侧分推。

（6）鱼际分推法。用双手的鱼际部位自腹部正中线沿肋弓向两侧分推。

4. 抹法

所谓抹法，就是将手指的螺纹面着力于前额面部，以拇指端带动远端，上下或左右单方向移动。

5. 扫散法

所谓扫散法，就是将手指屈曲置于头部两侧，做前后方向的快速滑动。常用手法如下：

按，用手指或手掌在皮肤或穴位上有节奏地进行按压。

摩，用手指或手掌在皮肤或穴位上柔和地进行摩擦。

推，用手指或手掌向前、向上或向外推挤皮肤肌肉。

拿，用一只手或两只手拿住皮肤或肌肉，向上提起，随后再放下。

揉，用手指或手掌在皮肤或穴位上进行旋转活动。

搓，用单手或双手搓擦肢体。

扣掐，用手指使劲压穴位。

点，用单指使劲点按穴位。

击，用掌或拳叩打肢体。

滚，用手背近小指部着力于体表施术部位，通过腕关节的伸曲和前臂的旋转，协调进行运动。

捏，用拇指和其他手指在施术部位做对称性挤压。

擦，用手掌的大鱼际、小鱼际或掌根在施术部位做直线来回摩擦。

三、拔罐美容疗法

容貌的神采来源于血气的流通，人体一旦遭受风、寒、暑、湿、燥、火六邪气等的侵袭或跌打损伤，就会扰乱脏腑的正常生理功能，产生瘀血、气滞、痰湿、宿食、水浊、邪火等，一旦这些致病因子通过人体经络走窜于全身，并充斥于经络上的穴位，就会扰乱气血运行，致使气血凝滞。拔火罐能够推动血气流动，适度应用，能够让人容光焕发。

皮肤是人体最大的排毒器官，如果人体毒素无法从体内正常排出，就会反映在脸上，从而引起斑、痘、皱、干燥等多种皮肤问题。面部血液循环不畅，则会导致面色暗黄，尤其是冬季，气温低，人体免疫力下降，面部血液循环减慢，走在大街上，原本漂亮的女生也容易变成"黄脸婆"。所以，在天寒地冻的时节，体验一下中医火罐美容法，能够让人更有活力，皮肤粉嫩柔滑。

拔罐美容可祛除人体六邪气，通气通血、舒筋活络，通过温热作用，使血管扩张、血流量增加，增强血管壁的通透性。以下是拔罐美容的常用九大穴位：

1. 足三里穴

足三里是足阳明胃经的要穴，也是养生第一大穴位，历来备受医家青睐。足阳明胃经，始于第二个脚指头，通过小腿、膝盖、大腿，一直到腹部，通过腹部，再到胸部，通过胸部，再到颈部，最后到头部。在足三里穴拔罐，可以使整条经络都活跃起来，令全身气血畅通，面色自然红润光滑，皱纹减少。

2. 涌泉穴

在中医学中，脚心集中了所有的增强全身内脏机能的穴位，最重要的是涌泉穴。涌泉穴不仅与肾功能关系密切，还与激素的分泌有着密切联系，因此在涌泉穴拔罐，能改善肾功能，促进激素分泌，使全身机能旺盛，进而让皮肤变得紧致有光泽。

涌泉穴位于足底，正坐或侧卧，跷足，脚趾向上跷起，第二趾前部的凹陷处就是。

3. 三阴交

三阴交是肝、肾、脾三条阴经交会之穴，经常在三阴交穴拔罐，可以调理肝、脾、肾三阴经穴气，打通人体淤塞，除斑、祛皱、去痘，治疗皮肤过敏、皮炎和湿疹等皮肤症状。

4. 神阙穴

神阙，其实就是人体肚脐，人的"生命之根蒂"。很多女性天生体质较弱，或后天贪凉，导致体质偏寒，最明显的特征就是冬季手脚冰凉。其实，经常穿露脐装，或忽视了脐部的保暖，就可能导致寒气入侵，影响气血。因此，做好肚脐的保养非常重要。经常在神阙穴拔罐，可起到健脾强肾、和胃理气、行气利水、散结通滞、活血调经的作用。

5. 背俞穴

据调查，85%的人都有过长痘痘的烦恼，尤其是在13~22岁这一阶段，更是经常被脸上的痘痘困扰，痘痘不仅影响颜值，还会让心情变得郁闷。背俞穴分布在足太阳膀胱经第一侧线上，拔罐刺激背俞穴，可以调整脏腑功能，疏泄火毒，疏通经络达到去痘消痕、让面部肌肤变光滑的作用。

6. 百会穴

百会穴别名三阳五会。头是诸阳之会，在此穴拔罐，可以平肝息风、清热开窍、升阳益气、醒脑宁神。

百会穴位于头部中线与两耳尖连线交叉点，对本穴位拔罐时需提前理发，否则密封效果不好，影响拔罐疗效。

7. 大椎穴

如果冬天总穿低领衣服，不戴围巾，或者夏天常吹空调，大椎这个位置就容易被寒气入侵，令人感到颈肩沉痛、头脑昏沉，严重者还会感到浑身无力。多次受寒而没有妥善解决，大椎处就会形成一个厚重的硬块，即"富贵包"。面对这种情况，可以通过在大椎穴拔罐来激发阳气，驱散寒气。

大椎穴拔罐，能够迅速振奋督脉阳气，将全身阳气都震荡激发起来。

8. 内关穴

内关是手厥阴心包经的一个重要穴位，位于掌侧腕横纹上，掌长肌腱与桡侧腕屈肌腱之间。常拔此穴，可以宁心安神、理气和胃、疏经活络，使心包经气血畅通。

内关穴的真正妙用，在于能打开人体内在机关。受情绪左右，有些女性会出现过早衰老的迹象，在内关穴拔罐，则能够补益气血、安神养颜，有效抵御衰老。

9. 合谷穴

合谷，位于俗称"虎口"的部位，只要是和脸部有关的不适，都可以通过按摩合谷穴来解决，比如，头痛、牙痛发热、口干、流鼻血、颈痛、咽喉痛，以及其他五官科疾病，如疮、癣、疥、癫等，刺激合谷穴，都可以得到缓解和治疗。

合谷穴是应对五官科疾病的"圣穴"，被应用于颜面五官的损美性病变中，如治疗面瘫、面肌痉挛、黄褐斑、痤疮、酒糟鼻、皮肤过敏等疾病，效果不错。

在治疗雀斑和脸部皮肤的问题上，还能达到美容养颜的明显功效。

四、刮痧美容疗法

刮痧是我国劳动人民世代累积的治疗保养手法，过去经常用于身体肩颈部位。通过刮痧，能把淤积的气血打通，让血液循环和淋巴循环恢复顺畅。

面部刮痧美容法是根据刮痧治病的原理派生出来的一种新颖疗肤法。它根据面部生理结构设计专用刮痧板，沿面部特定的经络穴位实施一定的手法，使面部经络穴位因刮拭刺激而血脉畅通，可行气活血，疏通毛孔腠理，排出"痧气"，平衡阴阳。

同时，面部经络穴位受刮拭刺激会产生热效反应，使局部血容量和血流量增加，激活受损的细胞，促使代谢产物交换排出，使细胞正常氧化、修复和更新，最终达到排毒养颜、舒缓皱纹、活血除疮、抗氧嫩白、行气消斑、护肤健美的效果。

具体方法与步骤如下：用刮板凹陷边缘在面部沿肌肉走向朝一个方向刮拭，每天1次，手法轻柔，刮至皮肤轻微发热或稍有红晕即可，忌大力刮拭出痧。如果面部皮肤干涩，可以温水洗面后，保持面部湿润，再用刮板刮拭，可使用活血润肤脂来增强美容效果。

（1）前额部位：分别由中间向左右两边刮拭。

（2）外眼角部位：从胆经瞳子髎向耳上方发际处刮拭。

（3）眼睛周围：先从膀胱经睛明沿上眼眶经鱼腰向胆经瞳子髎刮拭，再从睛明沿下眼眶经承泣向瞳子髎刮拭。

（4）鼻部：从大肠经分别向两侧耳前刮拭。

（5）口唇部位：从督脉人中及任脉承浆分别向两侧胃经地仓刮拭。

（6）下颌部位：从胃经大迎分别斜向外上方刮至两侧颊车穴。

五、拨筋美容疗法

面部拨筋可以加速新陈代谢，疏通经络，活血化瘀，排除面部深层毒素，促进血液循环，美白淡斑，改善面部轮廓，令肌肤由内而外紧致红润、焕发光彩。面部拨筋不仅能起到美容的效果，还能增强皮肤抵抗力，预防过敏，调节肝脏的解毒功能。

面部的问题，如色斑、脸色发黄、发灰、发暗、长痘等，通常是体内病情变化的征兆。上述的这些皮肤问题，表现在体内，多是肝、脾、肾虚弱的缘故，如果长时间不治疗或调理，就会形成囊肿、炎症等一系列问题。所以，在日常生活中，疏通经络、保健内在器官，才能从根本上达到面部美容的作用，令脸部肌肤保持天然的美和质朴自然的气色。

如果已经做了各种美容项目，脸上却依然长斑、长痘、无光泽，那么无疑是体内的经络堵了，使得外在的营养成分无法被身体更好地吸收，这时要想达到脸部美容的效果，就要从调理内在经络入手，做到由内而外去改善。养过花的人都知道，为了让花长得好，就要给花浇水施肥，不定时地松土，让营养渗入泥土，到达根部。我们的皮肤也一样，经常按摩补水就相当于每天给花浇水施肥，做面部拨筋则相当于给皮肤"松土"，只有疏通了经络，外在施加的营养物质才能真正被完全吸收，面部肌肤才能健康生长、代谢。

面部拨筋以中医全息经络学为理论基础，通过用手按摩，直接将按摩效果作用至真皮层，可以清除皮肤、机体内部代谢积存物，疏通面部经络，刺激脏腑面部反射点，活化气血，散瘀化结，代谢血管内毒素及废物，还原皮肤本色。该方法适用于皮肤晦暗、长痘、长斑、有黄气、皱纹、黑眼圈等问题。此外如果有耳鸣、听力下降、注意力不集中、记忆力下降等问题，也可以采用这种方法进行改善。

这里，给大家介绍一下拨筋法。

（1）人中—承浆—下巴—耳垂—耳前，沿发际线到神庭—眉心，做两遍。

（2）承浆—下巴—耳垂后—锁骨下。

（3）承浆—地仓（嘴角）。

（4）人中—地仓（嘴角），交叉做。

（5）嘴角—颊车穴—耳垂后—锁骨下。

（6）鼻翼上下拉动。

（7）从下眼窝—内外切割法令纹。

（8）鼻翼—耳中—耳垂后—锁骨下。

（9）上下拨动上眼窝。

（10）下眼窝—承泣—太阳穴，水平拨动至发际线。眉头—眉尾—太阳穴，水平拨动至发际线，交叉做。

（11）从瞳子髎开始行"8"字形拨动，至发际线内。

（12）从眉头竖向至发际线，太阳穴先竖后横呈田字，拨动两遍。

还有另一个用作排毒的拨经法：

（1）下巴—耳垂下—锁骨下—腋下。

（2）嘴角—耳垂下—锁骨下—腋下。

（3）鼻翼—耳中—耳垂下—锁骨下—腋下。

（4）鼻翼—太阳穴。

（5）印堂竖向排毒。

第六章　脸型整形

好看的脸型有哪几种

人们都说,"好看的皮囊千篇一律,有趣的灵魂万里挑一",实际上好看的皮囊可不一定都一样,除了五官之外,脸形也各有不同。通常,人的脸形是首先让他人看到或记住的部位,因此会给人造成第一冲击力,让人一眼就能判断出其本人的魅力度。

可见脸形对一个人外貌的重要性。那么下面我们就来看看好看的脸型有哪些?看看你的脸形有没有上榜。

1.鹅蛋脸

鹅蛋脸是一种超级标准的脸形,外形像个鹅蛋,主要表现是:额头看起来很圆润、饱满,且宽窄适度,下巴部位略尖,整体线条流畅、自然,弧度也刚刚好。这种脸形基本上是大众普遍喜欢的一种类型,不仅可以轻松驾驭多种发型,还能对眉型进行不同尝试,几乎没有什么"雷区"。就像人们评价的,鹅蛋脸是"气质女神"的代名词,能够立刻凸显出个人的气质。

2. 圆脸

这种脸形一般比较圆润,主要有椭圆、方圆和正圆三种类型。圆脸的人看起来更具青春气息,更显灵气,超级减龄,不显老,即使实际年龄比较大了,仍然给人一种娇小可爱的感觉。因此,圆脸的人,很容易拉近与他人的距离,无攻击感,整体看起来比较可爱。

3. 方脸

方脸是一种比较常见的脸型,它主要有这样几个特征:棱角感很强,颧骨饱满,五官比较立体。其最大的优势是,下巴看起来比较有线条感,视觉冲击力十足;最大的不足在于,颧骨略微突出,面部容易呈扁平状;棱角感强,影响脸部整体线条的流畅感。

4. 心形脸

心形脸是甜妹儿才有的一种脸型,也是大众非常喜爱的一类脸型,其主要特征就是:下巴尖尖的,额头略显宽。这种脸形看起来娇憨可人,能够更容易获得他人的好感。心形脸不仅具有特别的形状,也很少见,在现实生活中几万人才能发现一个,如果你比较幸运,发现自己是个心形脸,那么建议你化个比较甜美的妆容,这样会更有甜妹的感觉。

除了以上几种,实际上还有很多好看的脸型,但是这几种脸型比较典型且非常有魅力,尤其是第一种鹅蛋脸。

五官好看，脸形不好看，怎么办

虽说眼睛、鼻子、嘴巴等面部五官很重要，但拥有漂亮的脸形也很重要，比如，精致的 V 形小脸是多数女孩渴望拥有的。自己的五官好看，脸形却不好看，无疑会影响整个面部的美观度，但其实，借助整形技术，是可以改变这种情况的。

影响脸形的因素很多，例如：太阳穴凹陷、下巴短或者后缩、脸颊肥厚等，都会影响面部线条。为了改善这些问题，可以到医疗美容机构通过外科整形手术来解决，从而让脸形看起来更漂亮。比如，如果有突出的颧骨或突出的下颌角，可以用磨骨手术来去除这些部位多余的骨组织，以达到矫正脸形的效果；如果脸形特别窄并出现了严重凹陷，那么可以做填充，从大腿内侧和臀部抽取多余脂肪填充在面部就能使之饱满。

改造脸形的具体方法如下：

1. 瘦脸针

对于因咬肌肥大造成的"大脸蛋"，可以通过注射瘦脸针来达到瘦脸的效果。瘦脸针即 A 型肉毒杆菌毒素，注射在脸部用于阻断神经传导，使咬肌收缩、变小，达到瘦脸的目的。通过注射瘦脸针的方式瘦脸，方便、快捷、有效，但需选择正规的医疗机构，由专业的医师严格控制剂量。

2. 面部埋线提升（脂肪移位术）

如果皮肤已经松弛下垂，那么可以使用埋线提升法来改造脸形。该法是一种美容提升的微创手术方法，主要是将溶解的医疗用蛋白线埋入问题皮肤部位，将已经松弛下垂的皮肤、脂肪、筋膜等层次归位，让皮肤变得紧致，有效去除皱纹，改善下颌角下垂、鱼尾纹、法令纹、口角纹、苹果肌下移等症状。

3. 去颊脂垫

这种方法比较适合脸形较圆，且两边脸有不对称情况的人士，尤其适合面中部胖的人群。脂肪垫是一块突起的脂肪组织，去除脂肪垫就是通过在口腔内做微创切口，将脂肪垫分离，去除部分脂肪，改变脸部形态，实现瘦脸的效果。

4. 下颌角手术

因骨骼原因引起的面部较宽、下颌角明显外翻畸形、单侧或双侧下颌角突出，以及面部上下宽度不协调的人，可以通过下颌角整形手术，将此部分的骨头切除，以改善外观，达到瘦脸的效果。

需要注意的是，刚整完形，会出现颜面肿胀的情况，如果感到不舒服，要及时和医生沟通解决。此外还要注意，整形手术后不能在紫外线强光下暴晒，否则手术部位也会出现红肿现象，同时做到在恢复期不饮酒、不吃辣即可。

脸形美容，重在修饰面部轮廓

一个人的脸看起来很漂亮，除了五官搭配协调外，脸部轮廓也起着重要的作用。要想让脸部轮廓变得好看，同样可以通过脸部整形来实现。

某日，门诊来了位身形娇小的女子表示要做脸部整形手术。该女子自诉，她从小就喜欢那种秀气温婉的细长瓜子脸，可是造化弄人，随着年龄的增长，她的脸形竟长成了不折不扣的国字脸，她觉得不好看，于是想通过整形来改善脸部轮廓，让自己也能拥有一张梦寐以求的瓜子脸。

按照东方人的审美观点，面容以面下部椭圆、下颌角区平滑、颏部尖圆，而面中上部由下而上逐渐增宽，形似葵花子的形状为美，即人们常说的瓜子脸形。特别是平滑的下颌角，可以给人一种秀美柔顺的感觉，尤其适合身材娇小玲珑的女子。随着科学技术的进步，以及外科手术操作技巧的提高，实现面下部的椭圆、下颌角区的柔顺平滑，以及颏部的尖圆俏丽，拥有一张我见犹怜的瓜子脸，已经不是难题。

1.造成脸形宽大的原因及应对方法

众所周知，骨骼是构成面部外形的基础，面部肌肉、脂肪及皮肤则起辅助作用。在改善面部轮廓前，首先要弄清楚造成脸形宽大的原因，然后采用相应的方法进行改善。

（1）如果脸形宽大是因为下颌骨的生长发育造成问题，那么可在口内做隐形切口，同时采用特殊的外科器械切削、磨平宽大的下颌角；或将后缩的下巴尖切开后前移、短小的下巴尖加长、过长的下巴尖缩短等来纠正。

（2）如果脸形宽大是由咬肌过度发达引起的，那么可以在做面部骨骼修整的同时去除部分咬肌，或通过往咬肌里注射肉毒素的方法，使咬肌部分萎缩来达到瘦脸的目的。

（3）如果脸形宽大是因皮下脂肪增多导致，那么可以从耳垂后做一小切口，采用细长的吸脂针抽除面部皮下多余脂肪，达到改善脸形的目的。

（4）如果脸形宽大是因为年龄增长使得面部皮肤松弛下垂所致，那么可以通过面部除皱拉皮来解决。

总的来说，面部轮廓整形美容需整体综合考虑，因为整个面部是由面下部、面中部与面上部组成的，只有这三个部分和谐统一、比例合适，才符合美的要求。为了增加面中、上部的宽度，虽然可以在颞部植入人工假体或注入脂肪，但面中、上部宽大及头部方圆的人，是很难通过现有的技术达到缩小面中、上的目的的。忽略了脸形与面部五官、头部及体形的比例关系，不管是大眼睛、宽鼻子，也不管是大脑袋、宽额头，或是胖还是瘦，都做成瓜子脸，反而会显得更加不协调。此外，即使通过整形可以获得椭圆柔美的脸形，面部五官也要比例协调，才能显出娇柔之美。

说回案例中提到的那位女子，她的面中、上部无法缩小，如果把面下部缩小，会显得非常难看。所以，医生建议她仅适当缩小下颌角，然后适当加长下巴尖,通过增加面部的长度来实现面部长宽比例的协调。

2.对不同的部位采取不同的矫正方式

脸部美容整形手术的目的在于重建颅面骨和眼眶、颧骨和颌骨、颏骨和唇颊骨之间和谐匀称、比例协调的关系,使头部轮廓、脸部轮廓适合或接近黄金分割(宽长比为1:1.618),从而得到较满意的面容。头部轮廓以两旁颧弓突端点间距为宽,以头颅顶点至颏顶点间距为长,是大轮廓;脸上轮廓以眼水平线的眼眶面距为宽,以发际点至颏顶点间距为长,是一较小轮廓。如果这两个轮廓中有一个的比例与黄金分割比例相差较大,便会影响面部容貌。这时候,医学整形美容外科会针对不同的不协调采取不同的矫正措施。

(1)品尝肌、下颌角宽大引起的双侧脸上膨隆肥大,呈现三角脸形者,时常给人以粗糙的感觉,此时可以采用下颌角截骨、品尝肌(包括咬肌、颞肌、翼内肌、翼外肌等)局部切除整形术,来得到柔美秀气的脸形。

(2)双侧颧骨过高过突(东方人较为普遍)、颞部凹陷引起的菱形脸,显得颧面区突出,中面部太过宽大,常给人以凶狠或憔悴之感,此时可以采取双侧颞部生物材料植入、双侧颧骨缩小术,来使颞部丰满、颧区圆润。

(3)颏部短小或后缩,与上、中脸比例紊乱,使下脸感觉较宽大,此时可以采用颏截骨、植骨成形或颏部生物相容性材料植入术,使颏面各局部比例协调,出现鹅蛋形秀美的面庞。

（4）对于脸颊臃肿、下颌脂肪积聚者，可以运用脂肪抽吸术吸出脸颊部、下颌区赘余的脂肪，恢复轮廓清晰、富有立体感的俏丽面容。

不同脸型的整形方法

当下，美容整形技术已越来越成熟，很多爱美人士越来越注重自己的外在形象，尤其是面部容颜，开始选择通过手术改善脸形的不完美。概括起来，适合做整形的脸型主要有这样几种：

1. 角方形脸形的整形方法

有些角方形脸的爱美人士会选择面部整形切除术。这种手术需要切开骨髓腔，复杂度较高，也有一定的危险性，为了保证术后效果及人身安全，需要选择正规的医院与权威整形专家来做。

该项手术的优点为：整形效果明显，下颌弧线可重新塑造；咀嚼肌失去骨架的支撑而慢慢萎缩，解决咀嚼肌肥厚的问题；不用定期去打瘦脸针，还能节省一大笔钱。

2. 正方形脸型的整形方法

如果脸型是正方形的，那么可以采用面部整形劈开手术，具体方法是：将整形部位的外层骨质切除，但不会切掉整个小下颚角。这种手术最大的危险就是术中需要很好地控制出血情况。凝血功能不良、贫血的人，不适合使用该法改善脸形。不过，该手术也有很多优点，比如，只需切除部分面部骨骼进行整形，缩减一定的宽度，就能修改脸形的大小，同时保留原来的面部弧线和优美度。

3. 圆脸的整形方法

圆形脸的求美者是比较幸运的，因为圆形脸不需要切除任何面部骨骼，只需进行面部整形。所谓面部整形，就是使用专业磨具将面部需要整形的骨头外层磨薄，来达到缩减面部宽度、美化脸庞的目的。

值得注意的是，这种手术能够磨掉的厚度最多不能超过 6 毫米，且改善效果有限。

总的来说，脸形整形有多种方法，如削骨、吸脂、脂肪移位提升等。

1. 削骨

（1）脸形整形削骨需要看治疗的位置，因为每个位置的手术方法都不一样，手术的费用也有差异。如果是下颌骨宽大或者往前倾，那么可以利用骨锯把多余的下颌骨削掉并磨平，来达到缩短下颌骨或纠正下颌骨前倾的目的。如果颧骨比较高，可以做单独消除颧骨的手术，也可以同时进行颧弓手术处理，具体价格因手术方法而异。

（2）削骨，需要将局部突出和较大的骨骼去除，以便让面部变得自然和协调，改善局部突出的问题，使面部轮廓看起来更加协调和匀称，提升面部美观度。但要注意的是，如果恢复不良或伤口感染，则可能会引起疤痕增生。

2. 脸部吸脂

（1）脸部吸脂术的效果比较理想。这种手术主要是在面部开一个小口，吸出多余的脂肪成分，从而达到瘦脸的效果和目的。不过要注意的是，该手术最终真实呈现出来的效果和手术时所选择的医院和医生的技术水平有很大关系，医院医疗设备越好，医生医术越高明，效果就越好。

（2）脸部吸脂手术费用要根据脸部脂肪的多少来判断。如果脸部脂肪量比较多，那么一般需要做多次吸脂手术才能达到改善脸部轮廓的目的，因此所需费用要高一些。那么，如果脸部的脂肪量比较少，做的吸脂手术次数少，那么需要的费用就会低一些。

3.脂肪移位提升

脂肪移位提升（线雕）是整形美容外科开展的很流行的一项治疗技术，亦是一种埋线提升的微创手术方法。

可吸收线也叫倒刺线，顾名思义，它是经过特殊处理的表面有倒刺的专用于脸部整形的线。将倒刺线按一定的方式排布到机体的皮下，进行适当的提拉，就能改善面部软组织松垂的状况。这种方法宛如雕刻一般，因此也被叫作线雕。

所谓脂肪移位提升，就是将溶解的医疗用蛋白线埋入问题皮肤部位，将已松弛下垂的皮肤、脂肪、筋膜等层次归位，把下垂及松弛的组织向上提拉，紧致除皱，改善下颌角下垂以及鱼尾纹、法令纹、口角纹、苹果肌下移等症状，起到紧致提升的功效。

通过整形，就可以有效地改变面部轮廓，获得完美的脸形，让面部轮廓线条更加流畅，增加面部美感。不过，美容整形手术一定要到正规的医院让经验丰富的医生来做，这样才能降低术后的风险。

当然，同其他美容整形手术一样，脸部整形也要注意一些并发症。

（1）颜面肿胀。可能会持续二周至一个月。术后冷敷，可减轻肿胀现象。

（2）颜面神经伤害。暂时的颜面神经麻痹，通常由术中正常拉扯或是伤口肿胀引起。颧骨手术可能发生面神经损伤现象，下颌骨手术可能发生嘴角两侧不对称现象。一般发生的概率不高，2~3个月后即可慢慢恢复。

（3）脸颊或口腔周围知觉迟钝。少数患者会发生这种情况，是因为手术牵拉和术后肿胀致面部感觉神经受到压迫。要避免这种情况，就得做到禁止食用过热食物。通常需要2~4周的时间，伤口消肿后就会恢复。

（4）伤口出血、产生血肿或皮肤出现瘀青。出血是最常见的并发症，所以术中要彻底止血，术后加压包扎可预防术后出血。一旦出现了血肿，应尽快就医，及时处理。

（5）张口困难。该问题由咀嚼肌肉肿胀或是伤口肿胀引起，消肿后会慢慢恢复。

脸部整形就是重塑脸部轮廓，让人的脸部变得更美、更有气质，因此进行脸部整形的人很多，但也要明白进行脸部整形的风险，如果万一失败，无疑会给人造成巨大的伤害和心理创伤，因此在进行脸部整形前一定要慎重考虑。

第七章 眼部整形

漂亮眼睛应该具备的五大要素

漂亮的眼睛只需一眼就能让人记忆深刻,而先天眼部基础不好的求美者,可以通过眼部整形来改变眼部的形态。

如今市面上有着各种各样的双眼皮手术,但万变不离其宗,本质上可以概括为三种:埋线式、全切式和微创式。它们的手术方式有一定的差别,但不管使用何种术式来改善眼部形态,共同目的都是让眼睛变得更漂亮。

那么,理想中的漂亮眼睛是怎样的呢?

1. 双眼皮宽度合适

多数人的双眼皮宽度在 6~8 毫米比较合适,太宽了会显得比较假,过于窄了又会失去放大眼睛的效果。但是,参数并不能作为衡量美丑的标准,还得看具体情况,如果有一些职业需要或上镜需求,可以适当做宽一些。

2. 开眼角适度

通常情况下，双眼皮手术会和开眼角手术一起进行。去除多余的内眦赘皮，不仅能有效放大双眼，还能缩短双眼间距。但是，不能将内眼角开得太大，眼睛露红太多，反而会导致眼睛的功能受到损伤。因此，适度地开眼角才能达到变美的效果。

3. 眼部皮肤良好

上眼睑的脂肪较厚、松弛，会使人看起来精神状态非常不好，做双眼皮手术的时候，需要将多余的皮脂去除，再进行仔细缝合，才能取得理想的效果。

4. 眼裂大小合适

眼裂的大小由眼睛的长度和宽度来决定，眼裂比较长的人做双眼皮效果比较好。如果眼裂比较小，可以通过开眼角来改善；如果眼睛的长度比较短，开眼角同样可以增加眼睛的长度。

5. 双眼皮和脸型协调

虽然很多人羡慕欧美人深邃的眉眼，但亚洲人的面部通常比较扁平，不太适合欧式双眼皮，多数人比较适合开扇形，这样会使眼睛显得比较自然美观。因此，可以根据面部情况来选择双眼皮的类型，如果面部的五官比较立体且眉骨突出，就可以选择欧式双眼皮，来让脸部看起来更加协调。

眼睛常见的六大问题

眼睛是心灵的窗户，一双美眼可以拯救一张脸。然而现实生活中，并不是所有人天生都拥有一双灵动的眼睛，很多人或多或少存在着一些缺陷。这里就来介绍几个眼部常见的问题。

1. 内眦赘皮

内眦赘皮是内眦部至鼻侧的弓形皱褶，它不仅遮掩内眦角，使内眦角角度较小，还会遮挡部分视野，使有双眼皮的人只能形成"半双"，影响眼部的美观，是眼部常见问题之一。

形成内眦赘皮原因有：上睑皮肤太多、内眦部上睑提肌腱膜异常附着、眼轮匝肌异常附着、肌肉痉挛等，想要改善这种状态就需要通过内眦开大术进行矫正，即通常说的"开内眼角"。

眼部整形要遵循"三庭五眼"的标准，"三庭"是将人脸的长度分三等份，双眼应位于中庭上方。"五眼"是将人脸的宽度在眼水平线上等分五个眼裂长度，即眼的睑裂宽度、内眦间距，外眦至耳距应大致相等。

一般来说，眼睛的理想长度为30~34毫米，内眦间距为32~36毫米，内眦间距应小于1.3倍的眼睛长度。

2. 上睑凹陷

眼睑凹陷分为先天性及后天性两种,先天性眼睑凹陷是由老化引起的皮下组织(胶原组织、弹性组织等)减少,以及上睑软组织萎缩所造成,其中最主要是眶脂肪的萎缩。此外,还有眼球下移或眶腔扩大等形成的眼睑凹陷。若上睑下垂或单睑伴上睑提肌功能较弱,也可出现眼睑凹陷。

后天性眼睑凹陷是指在眼睑整形术中过度切除眶隔脂肪或眼轮匝肌导致的眼睑凹陷。

先天性眼睑凹陷需要手术矫正,后天性眼睑凹陷也需要通过手术再次修复。

3. 上睑下垂

上睑下垂,指正面、平视前方时,上眼睑缘高度低于正常位置的状态。上眼睑缘一般只会遮盖角膜上缘 1.15 毫米,低于此范围则为上睑下垂。单侧上睑下垂时,患侧上眼睑缘比健侧低 1 毫米,也称为上睑下垂。上睑下垂影响美观,需要通过手术进行矫正。

先天性上睑下垂是由于提上睑肌发育薄弱、残缺或其支配神经先天发育不全,导致上眼睑部分或完全性下垂,遮挡瞳孔;双眼皮手术中损伤了上睑提肌及其腱膜,也会造成上睑睁眼无力,表现为上睑下垂。此外,埋线法位置过高,软组织与提肌腱膜发生粘连,会影响睁眼,也会让上睑下垂。切开重睑,粘连过高,同样会影响睁眼。

如果是先天性上睑下垂,需要通过手术矫正;如果是手术造成的医源性损伤,应使用上睑下垂矫正修复术,将损伤的上睑提肌及其腱膜修复;

如果在埋线或做全切手术时,建立的粘连过高,需要松解粘连,去除阻碍因素,重新设计双眼皮。

4. 肿泡眼

眶隔脂肪或泪腺下垂都会造成睑外侧松垂浮肿,形成肿泡眼。

上睑的眶隔脂肪主要有内、中、外三团,眶隔脂肪太多,眼皮会显得浮肿没有精神。严重者外侧脂肪团会脱出眶隔,造成下垂,加重眼皮的松垂。

泪腺脱垂的临床表现为,泪腺脱垂于上睑外侧部,上睑外侧部可见明显隆起。矫正时,需要医生检查诊断出造成松垂的具体原因,是脂肪还是泪腺脱垂,然后有针对性地进行去除或复位。

5. 眼袋

眼袋的产生源于下睑皮肤、眼轮匝肌变松弛,眼隔膜支持力下降,使眶脂肪移位、脱垂,导致下睑组织不同程度的肿胀、膨隆或下垂。外形上看,就像一个袋子,故称眼袋。

6. 泪沟

泪沟一般是先天性的,眼部皮肤较薄的人比一般人更明显。其位于眼轮匝肌脸部和眶部之间,衰老过程中,随着组织的萎缩,泪沟会越发明显。

既有眼袋,又有泪沟,眼睛看起来会特别显老,内切眶隔脂肪释放术,就能很好地解决这个问题。眶隔脂肪释放,就是将眶隔内膨出形成眼袋的脂肪转移到泪沟凹陷区域,既能抚平眼袋,又能填充泪沟,一举两得。该术式的切口位于下眼睑结膜,外观无切口,且创伤小恢复快,非常适合不伴有皮肤松弛的眼袋。

较受人们欢迎的眼部整形术

一、双眼皮手术

双眼皮手术又名双眼皮术,亦称双眼皮成形术,是整形美容外科最常见的手术之一。

一般来说,双眼皮会从视觉上增大眼的轮廓,增添眼的立体感,使眼睛显得较大,并使睫毛上翘,给人以生动、传神之感。而单眼皮的眼皮较厚,睫毛下垂,显得眼睛较小,目光呆滞,缺乏生气。东方人单眼皮较多,约占50%以上,因此很多人选择通过手术来进行改变。

1. 双眼皮手术方法

双眼皮整形手术包括多种手术方法,常见的有切开法、埋线法,以及一线连续埋线法和部分切开法。这些方法都各有所长,具体特点如下:

(1)切开法。适用于眼睑较厚或脂肪较多的单眼皮,以及两只眼睛大小不一致或睑下垂的单眼皮。手术时间长,恢复期较其他术式长,一般需要5~7天。

(2)埋线法。适用于眼睑皮肤较薄且眼轮匝肌较薄的单眼皮,以及没有蒙古皱纹且眼睑皮肤没有下垂的单眼皮。缺点是保持的时间短。

（3）一线连续埋线法。即将一条缝合线埋在肌肉里，连续多次做埋线，做出双眼皮。

（4）部分切开法。即根据眼睑的状态，采用折中的"部分切开法"，只切开部分眼睑，去除脂肪，做双眼皮。

2. 双眼皮手术适合人群

根据上眼皮皮肤的弹性和松弛程度，适合人群共分为三种。

（1）正力型。上睑皮肤无松弛，弹性好，皮下脂肪充盈适中。多见于年轻人。

（2）无力型。上睑皮肤松弛，弹性差，皮下脂肪稀少。多见于中老年人。

（3）超力型。眼睑皮肤紧张光亮，眼下脂肪过度充盈，呈肿胀状态，俗称"肿泡眼"或"泡泡眼"。

那么，哪些人适合做双眼皮手术，哪些人不适合做这种手术？

一般说来，如果身体没有严重疾病、精神正常、天生单睑又主动要求做双眼皮的人，都可以做双眼皮手术。眼裂长、眼睑皮肤薄、鼻梁高的人，手术效果最好。

如果一侧眼皮是双眼皮，一侧是单眼皮，手术应以双眼皮一侧为标准，使两侧对称。

有些人的双眼皮，睁眼时不明显，称为"隐匿型双眼皮"，通过手术，形成较宽的双眼皮，往往效果良好。

有些中老年人，上睑皮肤松垂，缺乏美感，也影响视野，常给人以眼皮沉重感。这些人做双眼皮手术后不仅能使眼部年轻，也能减轻眼部的不适感，扩大视野。

有些特殊的眼形，如眼裂狭小，呈"眯缝眼""三角眼""大小眼""八字眼"者，也可以进行手术矫正。

鼻梁低、两眼距离宽及小眼裂、单眼皮的人，做双眼皮手术和隆鼻术，可以大大改善容貌。

以往做过双眼皮手术，但效果不太满意，或双眼皮线消失者，也可重新做手术。

有些眼部疾病，如内翻倒睫及上睑下垂者，进行矫正治疗的同时，做双眼皮术可以"一箭双雕"，达到双重目的。

上述手术一般适合于16岁以上的人群，儿童除前述疾病情况外，一般不应做双眼皮手术。

3. 双眼皮手术风险

需要注意的是，对于自身情况可能造成的危险，可以通过术前的检查和术后的护理来避免。因此，在做双眼皮手术前要做一个详细的检查，如果求美者检查发现有凝血障碍、高血压、心脏病、糖尿病等基础疾病，就不能进行双眼皮手术。

另外，在双眼皮手术前两周要禁烟、禁酒，避开孕期和月经期，避免口服如阿司匹林或含阿司匹林的药物或有活血功能的中成药物，因为这些药物会加重双眼皮手术中的出血，可能会增加双眼皮手术的危险性。

双眼皮手术中涉及的危险，可能出自自身的客观原因，也可能与整形医师的技术和经验水平有关。为了避免由整形医师产生的风险，就要在做双眼皮手术时谨慎选择正规的整形美容医疗机构，并请医德医术都值得信赖的专家进行手术。

二、去眼袋

去眼袋整形术是去除眼袋最常用的方法，也是眼部美容手术的重要组成部分，具体方法是：通过手术的方法，去除部分下眼睑松垂的皮肤、眼轮匝肌及突出的脂肪团，然后十分精细、准确地予以逐层缝合。

眼袋的出现是因为眼部皮肤松弛、皮下眼轮匝肌眶隔膜松弛、张力较小导致眼眶内脂肪突出，因此应根据不同诱因，使用不同的方法：轻度可通过中医一根针启动自我修复，增加细胞弹性将松弛皮肤收紧；中度膨出可在一根针基础上配合胶原激活剂、眼袋线来激活各层次胶原弹性，收紧表皮；重度眼袋需要在一根针、胶原激活剂等的基础上配合纤维细胞，在激活胶原、收紧皮肤的基础上还原修复Ⅲ型胶原，使已经严重断裂的组织细胞得到很好的修复，通过多次治疗来还原自然的年轻态。

整形去眼袋的方法如下：

1. 外切口法眼袋整形术

这是一种传统的标准去眼袋手术方法。手术时，沿下睑睫毛下缘至外眦沟切开皮肤，在皮肤与眼轮匝肌之间分离后，打开眶隔，切除膨出的眼袋脂肪。同时，拉紧下睑皮肤，切除多余的下睑皮肤，去除下睑皮肤皱纹。该法切口隐蔽，愈后1~2个月就看不出切口痕迹，效果一般可以保持2~3年。

常见并发症有：疼痛发生率100%，出血发生率100%，青紫发生率100%，肿胀发生率100%，切口痕迹发生率50%，眼球充血发生率40%，切口疤痕发生率30%，睑外翻发生率30%，下睫毛脱落发生率20%，眼轮匝肌损伤发生率20%，结膜炎发生率5%，角膜炎发生率2%，球后出血发生率1%，失明发生率0.01%。

2. 眼袋吸脂术

眼袋吸脂术是近年来比较流行的眼袋整形术，手术时经下睑结膜囊内小切口抽除眼袋脂肪，因皮肤表面无任何切口痕迹，深受患者欢迎，效果一般可以保持2~3年。

常见并发症有：疼痛发生率100%，出血发生率100%，青紫发生率100%，肿胀发生率100%，切口痕迹发生率50%，眼球充血发生率40%，眼轮匝肌损伤发生率5%，结膜炎发生率10%，下睑退缩发生率6%，角膜炎发生率5%，球后出血发生率1%，失明发生率0.01%。

3. 不去脂肪去眼袋

这种手术针对的是脂肪疝出引起的眼袋，眼眶脂肪起着承托眼球、维持饱满、滋养皮肤的作用。不去脂肪去眼袋，是不取出外侧脂肪、中部脂肪、回纳脂肪，从而起到平复眼袋的效果。远期来看，它能较少造成皮肤老化、泪沟明显、远期眼球下移等并发症。

4. 激光去眼袋术

在眼睛内睑结膜面，切开一个小口，将眶隔脂肪从切口拉出，然后用激光烧灼汽化，手术过程有明显烧焦味，效果一般可以保持3~5年。

常见并发症有：疼痛发生率100%，肿胀发生率100%，出血发生率50%，青紫发生率50%，眼球充血发生率40%，强光灼伤眼睛发生率15%，结膜炎发生率10%，下睑退缩发生率6%，角膜炎发生率5%，球后出血发生率1%，失明发生率0.01%。

5. 超声去眼袋术

采用先进的超声波技术对眼袋脂肪进行特异性识别和乳化，对周围正常组织没有损害，具有以下特点：不开刀，无须麻醉，不肿胀，无疼痛，手术过程像按摩一样，很舒服，做完可以马上见效，休息几个小时即可上班。不受季节、月经期的影响，恢复后不易复发。无须保养，对黑眼圈有淡化作用，这种方法对遗传性眼袋同样有效。

6. 无疤痕去眼袋（吸脂）

适用于单纯眶隔脂肪移位膨出或太多、无皮肤松弛的年轻人下睑眼袋者。不适用于中、重度下睑眼袋矫治。对于眼袋比较严重的患者，可以通过整形的方法去除眼袋。

去除眼袋的方法有很多，可以根据自身的情况来选择适合自己的方法。不过，一定要去正规专业的医疗机构进行。

三、去黑眼圈

黑眼圈又被称为"熊猫眼"，是20~50岁年龄段爱美人士的烦恼之一。

黑眼圈与周围的皮肤差异较大，一般呈现黑色、青色和黑红色。如果平时作息不规律，长时间熬夜，睡眠不足，就容易出现黑眼圈，它会让人看起来特别憔悴，影响美观。使用激光治疗，将光热作用于局部皮肤组织表面，逐渐渗透到皮肤底层，让产生的爆破能量分解色素颗粒，促使胶原蛋白新生，不仅能取得比较好的去除效果，也能使眼部皮肤变得更加白嫩。

针对不同成因的黑眼圈，需要不同的治疗方法：

1. 激光去除黑眼圈

具体方法是：通过强脉冲光，多谱线共同作用于皮肤深层，有选择性地破坏黑色素，促进血液循环，淡化黑眼圈。

该方法适用于血液循环不畅引起的黑眼圈。

2. 注射填充去除黑眼圈

具体方法是：注射定量的医美填充物，填充凹陷组织，在恢复平整肌肤的同时去除黑眼圈。

该方法适用于眼睛下部凹陷引起的黑眼圈。

3. 手术去除黑眼圈

具体方法是：经由结膜切开术将下眼皮太多的脂肪或赘皮切除，以消除眼袋，同时去除黑眼圈。

该方法适用于眼睛下部凹陷引起的黑眼圈并有眼袋困扰的求美者。

四、去除鱼尾纹

随着年龄的增长，人们的面部一般都会出现一些褶皱细纹。其中，眼角的鱼尾纹会较早出现，也是比较明显的皱纹之一。

鱼尾纹的出现，不仅会影响眼睛部位的美观，还会让人的脸部整体看起来比较显老，拉低个人的颜值。因此，现在有不少人士都希望通过改善鱼尾纹，让自己的脸部更加持久地保持年轻态。

去除鱼尾纹的方法有很多种，根据严重程度不同，采用的方案也就不同。比如，轻度鱼尾纹，通常只有做表情时才会产生，可以用肉毒杆菌毒素来控制乙酰胆碱的释放，控制动态表情纹；中度鱼尾纹，眼尾已经出现显著的静态纹，需要在肉毒杆菌毒素控制动态纹的基础上，运用中医一根针的方法，改善微循环、分离粘连、激活和修复胶原再生，抚平中度鱼尾纹；重度鱼尾纹，即使不做表情，眼尾也有较深的纹路，且伴随眼尾凹陷，需要在以上治疗的基础上，联合运用童颜针或配合二氧化碳激光点阵术，激活自体胶原再生，抚平凹陷，还原眼尾皮肤，使其年轻化。

所谓中医一根针去除鱼尾纹，就是通过一根针平刺皮肤断裂层，直接作用在皮肤深层，刺激皮肤胶原蛋白的产生，让眼角部位的皮肤变得更加紧致有弹性，更加年轻好看。该法的优势主要体现如下：

1. 安全性较高

该方法不添加任何材料，不会对眼角皮肤造成不良损伤，术后恢复后也不会影响眼角皮肤的健康，但对大夫的技术和层次有极高的要求。

2. 见效时间短

整个手术过程大约只需要 2 分钟，历经 3~6 个疗程，即能取得理想的改善作用。

3. 轻松无明显痛感

治疗的过程中，一般不会出现明显的痛感，不需要住院，即做即走。

4.能改善多种皮肤问题

该法不仅能去除鱼尾纹，还能淡化脸部色斑问题，让皮肤变得更加白皙。

简言之，中医一根针去鱼尾纹手术操作起来比较简单，效果比较明显，手术后能够看到鱼尾纹明显被去除，恢复起来比较快，不会对患者的生活造成较大影响。

第八章　鼻部整形

漂亮的鼻子具备三大特征

鼻子的状态直接关系着个人的气质。比如，鼻梁高挺会让整个人的气质看上去性感又妩媚；鼻子好看，对整体颜值影响也很大。

一般来说，鼻子好看的人并没有非常严格的鼻型要求，有些人可能认为水滴鼻好看，有些人则认为直鼻更高级。

虽然鼻子并没有标准的形状，但是好看的特点都是一样的。

1. 鼻头精致

好看的鼻子首先最重要的特征是鼻头要精致。如果把鼻子比作建房子，鼻头就是地基，地基不稳固，后续建得再好也很难发挥出应有的作用。一个好看的鼻头会让鼻子看起来比较完整，特别是从侧面看的时候，鼻子整体线条流畅，看起来格外精致。

精致小巧的鼻头会让人的气质显得高级时尚，而漂亮的鼻子最突出的特征之一就是鼻头好看。为了让鼻头看起来更加精致小巧，做鼻部整形手术时很多人都会修整鼻头。

2. 鼻头较小

好看的鼻子，另外一个特征就是鼻头较小，特别是在鼻头的部位，看起来就像一滴水滴，给人一种马上要垂落下来的感觉。这种状态最突出的特征就是鼻中柱的宽度与鼻孔的宽度相同，鼻孔是一种卵圆形的状态，且左右对称。

不过满足这种特征的人比较少，而大鼻头会显得不太秀气和精致，缺乏明显的美感。因此，为了让鼻头看起来更加精致小巧，就可通过手术将鼻头较厚的部分切除。

3. 山根挺拔

山根挺拔同样决定着爱美人士的鼻子是否好看。"山根"就是鼻子从低开始高起的部分，也就是说，山根的部位位于两眼之间的鼻梁上部，一般来说鼻梁挺拔丰满最好看。塌鼻梁会让整体面部看起来没有突出点，很平庸，感觉整个人很平凡。而对于多数塌鼻梁的人来说，鼻子看起来会给人一种肥而厚大的感觉。山根比较低的人，可以在医生的建议下，选择适合的方法，让山根看起来更加挺拔。

需要说明的是，即使不是水滴鼻，只要鼻子能够满足以上几个条件，整个人的鼻子也是很精致小巧的。

七种常见的鼻部问题

鼻子是面部美观最重要的部位,其形态的美丑直接关系着面部是否立体、结构是否协调。

很多鼻部问题是天生的,只有通过鼻部整形才能有效改善。鼻部整形是最常见的整形项目之一,能够改善矮鼻、短鼻、鹰钩鼻、驼峰鼻、鼻头平、鼻翼宽、鼻孔大等各种问题。

1. 矮鼻

塌鼻梁,又称鞍鼻,有轻、中、重之分。这种鼻型,鼻梁比正常高度低,鼻背呈不同程度的凹陷畸形,但鼻头上翘,形状像马鞍。它产生的原因包括外伤、感染及先天畸形,或鼻中隔手术切除软骨太多。

鼻梁太矮,会影响整个面部的立体感,面部线条也会显得不协调,严重影响面部的美观。

2. 短鼻

短鼻,也称为朝天鼻,顾名思义就是鼻孔明显朝上,外露较多,鼻梁偏短,会给人一种"猪鼻子"的感觉。

鼻子约占面部长度的 1/3,大约为 6.0~7.5 厘米。如果鼻子的长度小于 6.0 厘米,高度不够,且鼻头和两侧鼻翼最低点构成一个正三角形,就属于短鼻。它往往伴随着鼻梁塌陷、鼻头上翘、鼻孔外露、朝天鼻等问题，更严重的短鼻则是一种先天性畸形，需要到医院接受鼻子改造治疗。

3. 鹰钩鼻

鹰钩鼻又叫结节鼻，是一种很严重的鼻部畸形，具有如下特点：鼻梁不直，骨下部呈驼峰样隆起、增宽，鼻中隔软骨过长，中间位置呈有角度的突起，鼻外形长而宽，鼻头向下垂，整个鼻子的形状酷似鹰嘴。

鹰钩鼻，多数都源于先天性鼻骨发育过度，少数则与外伤后鼻骨错位愈合或后期骨痂增生有关，轻者仅表现为鼻梁部棘状突起，重者则表现为鼻梁部宽大、有成角突起，鼻侧软骨、鼻翼软骨内侧脚过长，给人以凶悍或阴险之感。

鹰钩鼻的出现一般是家族式的，如果想改善，可以通过鼻部整形来解决。

4. 驼峰鼻

驼峰鼻是一种先天性畸形，临床表现为：鼻梁部较宽，有向前方的成角凸出。常见的情况有：鼻长径过长、下端肥大和鼻头呈钩状下垂等。由于形状像钩子，故又有鹰鼻之称。

这种鼻子鼻梁部棘状突起，主要位于鼻骨下端与侧鼻软骨交界处，严重者为鼻梁宽大、有成角突出，鼻头过长并向下弯曲，似"鹰嘴"样畸形；如果同时伴有下颌骨发育不良等情况，视觉上会明显加重驼峰鼻的程度。不过，驼峰鼻虽然是一种先天性的鼻子畸形疾病，但对人体没有任何危害，主要就是影响患者的外貌形象。

驼峰鼻产生的原因既有先天的，也有后天的，但多数是先天性的。在发育过程中局部组织生长过度，就会引发这种问题。这种鼻子除了形态异常外，并无功能障碍，不会影响嗅觉、发音和呼吸功能。要想改善，可以尝试鼻部整形术，包括消除成角凸出的骨和软骨组织、缩短鼻长径、修复鼻端等。

由后天原因引起的，如鼻骨外伤扭曲愈合或后期骨痂增生。针对这种情况，就可以遵循上述原则，并结合具体特点进行手术矫正。

5. 平鼻

平鼻是最常见的一种不佳鼻形，鼻梁的高度低于4毫米，鼻根部低平，鼻尖也低平甚至鼻尖圆钝。一般情况下，平鼻对身体没有任何影响，只要不影响呼吸，就不碍事。只不过，平鼻会影响一个人的外形美观。为了改善这种状况，可以通过美容手术进行隆鼻。

这里，需要注意一个问题：平鼻不是塌鼻子，它是鼻梁扁平的一种，会影响鼻子的立体感；塌鼻子则是眼睛中间的鼻梁塌陷，与眼角基本处于同一平面。

6. 鼻翼宽

鼻翼宽大是指从鼻整体看，鼻翼组织太多。正常情况下，鼻孔最外侧不应超过内眦的垂直线，否则就是鼻翼宽大。先天性遗传或后天性疾病等都会引发这种情况，其主要源于鼻翼皮肤及皮下组织太多，如果想减少它对面部美观的影响，可以通过手术矫正。只要切除鼻翼下边皮肤和皮下组织，缝合切口，就能缩小鼻翼，并使鼻孔显得修长。

如果鼻背低而鼻翼稍宽，通过隆鼻术，就能达到鼻翼缩小的自然效果。而鼻翼很宽的人，则要采取鼻翼缩小术，才能使整个鼻子形态协调。因此，是否要缩小鼻翼，需根据具体鼻翼形态来做出判断。

7.鼻孔大

出现鼻孔大的样貌，首先考虑是先天遗传性因素所致，如父母鼻孔比较大，子女就会遗传父母的基因。但有的患者鼻孔大是后天形成的，如患有慢性鼻炎、鼻前庭炎或酒渣鼻等疾病，鼻腔黏膜反复受到炎症刺激，可能会导致鼻孔增大。有的患者则是因为鼻腔内有弥漫性的息肉或患有鼻腔肿瘤等疾病而出现鼻孔异常的症状。另外，鼻孔大和不良生活习惯也有一定的关系，如患者平时喜欢抠鼻子或捏鼻子，也可能导致鼻孔变大。

较受人们欢迎的鼻部整形术

一、隆鼻手术

在鼻部整形中，隆鼻手术是最难的手术。该手术综合性较强，对医生的技术、审美要求也很高。它主要是通过植入适当材料来改变鼻的高度和形态，可以改善塌鼻、歪鼻、外伤鼻、朝天鼻、驼峰鼻、小鼻等问题。

1.隆鼻的主要手术方法

（1）中医一根针隆鼻。具体方法是：用针法疏通经络，激活并产生大量的胶原纤维蛋白，增加皮下组织厚度，实现隆鼻效果，3~6次即可达到理想效果。该法无须植入任何材料，对于矮鼻效果最佳。

（2）注射材料。最简单的方法就是注射玻尿酸。注射用玻尿酸根据不同分子大小一般可以维持0.5~1年，随着玻尿酸在人体内被代谢或吸收，效果会逐渐减弱，要想维持隆鼻的效果，需要反复补打。

（3）埋线隆鼻。使用特制的导针，通过注射的形式，把专用的PPDO（聚对二氧环己酮+聚乳酸）和PCL（聚己内酯）锯齿线植入鼻部（鼻小柱、鼻背、鼻翼等），形成线性支架，得到额外支撑力，改善鼻部形态，如鼻梁、鼻尖高度、鼻尖长度等。随着现代线型材料的不断发展，维持时间可以达3年，且材料不容易跑型或变形，塑形效果立体持久。

（4）再生材料隆鼻。临床最常用的材料是童颜针，对于鼻部框架基础较好的鼻型，塑形效果最好。其主要是通过激活自身胶原蛋白，来改变鼻尖的形态及鼻背的高度、厚度。不过，手术的关键还在于医生审美和技术。

（5）采用假体材料。最常用的假体就是硅胶和膨体。这些假体材料是异体材料，可能存在排斥反应风险，应根据自己的具体情况，采用合适的方式进行隆鼻。

2. 术后护理

（1）冷敷或热敷。术后初期，用冰袋做局部冷敷可以减轻术后肿胀；术后从第5天开始，为了促进恢复，应做局部热敷。

（2）休息。单纯隆鼻术者，可以不住院，术后在家休息即可。

（3）勿碰。术后1周内，假体还未被纤维膜包绕，处于不稳定阶段，要加倍小心，不要触摸、挤压、碰击。

（4）主动联系。术后如长期不适，应及时到医院与医生联系。

（5）术前服药禁忌。阿司匹林等药物可以抑制正常的凝血功能，服用此类药物，可能会导致术后持续出血，因此隆鼻手术前2~3周最好不要服用此类药物。

（6）特殊病人。如果患者是服用中药或类固醇类药物的糖尿病人，伤口愈合的时间可能会更长。

（7）避开月经期。月经期对手术没有太大的影响，但在手术中或手术后可能出现出血较多的情况，并且肿胀的情况也可能会比较严重，因此隆鼻手术最好避开月经期。

（8）选择合适的方法。隆鼻手术一般男性比女性出血多，消肿也需要更长的时间。根据隆鼻手术方法的不同，恢复期的长短也有所差异，因此患者应该根据自己的时间和身体状况选择适合的手术方法。

（9）注意事项。隆鼻手术前3~4小时，应尽量保持空腹，并且术中不要戴任何首饰。隆鼻手术后2~4个星期，禁止戴眼镜，且要坚持做面部冷敷。大约在术后5天的时间中，要保持抬头的姿势，为了尽快消肿，即使是躺着，也要用2~3床被子垫高头部或背部。

（10）术后服药禁忌。要按照处方服药，而阿司匹林或含有阿司匹林成分的感冒药可能会导致出血，因此不可以服用。

（11）正确认识异常情况。没有完全消肿时，鼻子多少会显得有点歪斜，或者感觉鼻子聚拢在一起，这些都属于正常现象，不必担心。鼻子如果出现出血，轻轻擦除就可以。鼻子里结出鼻痂，最好不要强行抠掉，也不要经常用手触摸。

二、歪鼻整形手术

歪鼻整形手术是沿着鼻软骨两侧剥离出部分软骨并矫正其位置的手术，主要分为偏斜型、C 型、S 型等。其中，偏斜型又称单纯性歪鼻，为鼻软骨部即鼻下部偏斜，有时也会伴有轻度鼻骨偏斜，其特点是鼻梁中下部偏离中轴线，以鼻头点离中轴线最远。而 C 型的特点是，鼻根与鼻头均位于轴线上，鼻梁中部弯曲呈 C 型离开中轴线。

要想改善这种状况，就需要接受整形手术。

1. 歪鼻整形手术的方法

歪鼻整形手术的方法有两种，分别是中隔软骨畸形矫正法和中隔骨性畸形矫正法。比如，鼻中隔软骨成角畸形，需要通过楔形切除凸面的软骨，使鼻中隔骨板变直；鼻中隔曲面畸形，可以在其凹侧掀起黏软骨膜，通过垂直或水平的角度，切开部分的中隔软骨，使鼻中隔伸展变直。对于骨性畸形，则需要凿除上颌骨棘，去除部分筛骨或梨骨板，来改善鼻部外观。

2. 歪鼻整形手术的具体操作

（1）切口。常规消毒麻醉后，进行切口。切口共有鼻内进路和鼻外进路两种，各有其优点。

鼻外进路。采用鼻小柱 U 形切口，向两侧鼻翼软骨前缘延伸，然后向上分离皮下组织，其暴露较好。

鼻内进路。切口在两侧鼻前庭内，鼻翼软骨上缘，做弧形切开，并穿过中隔软骨前缘使两侧切口连合为一。

切口完成后，就能向上分离皮下组织，暴露梨状孔及鼻侧软骨直至鼻骨之上。注意，要避免伤及鼻背皮肤。

（2）软骨锥的处理。先将鼻软骨和骨支架与鼻背软组织广泛分离，由鼻中隔软骨北侧缘切开，将中隔软骨与鼻侧软骨分离。然后，将较宽一侧鼻腔的鼻中隔黏软骨膜瓣与鼻中隔软骨分离直至鼻底，切断鼻中隔软骨前缘及其与筛骨垂直板和梨骨的连接，使中隔软骨呈半游离状态。必要时可以在中隔软骨上做减张切口，将中隔完全推移到正中位。歪鼻患者鼻侧软骨不对称，应将较大一边鼻侧软骨超过中线的部分切除，这样就能矫正软骨锥的偏斜。

（3）骨锥的处理。根据骨锥偏斜的程度，用骨凿或骨锯由梨状孔缘向上，切断上颌骨额突及鼻骨，用骨钳夹持扭动，使鼻骨上端折断，骨锥就能松动。用手指在鼻部推移整形，观察鼻形矫正满意后，缝合切口。完成后，在双侧鼻腔内做对称性填塞固定，使鼻中隔保持于正中位。外鼻用打样胶或小夹板加压固定。全部手术完成后，按常规做术后处理，10天后去除外鼻包扎。

3.歪鼻整形手术的注意事项

（1）术前注意事项。歪鼻整形手术前应剃除胡子，剪除鼻毛，并拍摄脸面正位照片。

（2）术后注意事项。术后应使用抗生素，以免伤口感染。鼻腔堵塞的纱条，应在术后1~2天内取出。外鼻用以固定的打样胶，可以在7~10天后取下。术后3~4天，如果发现鼻梁不够正，可以将其推移至正中，重行固定，但外鼻部不能受碰、受压，以免引发鼻骨下塌。保持鼻子的干燥和清洁，如有液体流出，只要轻轻擦掉就可以。避免剧烈运动，但也不需要整天躺床上休息。术后可能会出现疼痛，不需要担心，这是正常现象，切忌服用止痛药。术后3天，对鼻子进行冷敷；3天后换成热敷，可以有效缓解疼痛。术后应避免吃辛辣的食品。

三、长鼻的整形

鼻头下垂所导致的长鼻子，不仅会破坏整个脸部的平衡，也会让人看上去比较显老。

如果有长鼻子应该怎么办？可以进行隆鼻整形手术，即剪短鼻骨，抬高鼻头高度，并把鼻头的鼻翼软骨上提固定来进行纠正。手术成功后，不仅可以恢复脸部结构的平衡，还可以塑造出可爱动人的形象。

长鼻整形术适应长鼻和钩鼻。

1. 长鼻整形术的术前准备

（1）术前常规化验检查（血常规、尿常规，心、肝、肾功能检查）。

（2）拍摄全面部正、侧位像，仰头位显示鼻孔形态像。

（3）术前清洗面部及鼻腔，剪除鼻毛。

（4）如行全鼻缩小术，术前应给予适当镇静剂。

2. 长鼻整形术的手术步骤

（1）标记。在鼻背标出鼻翼软骨、鼻侧软骨轮廓，固定。先测量鼻长，将鼻头上推至"理想长度"，再测量理想鼻长，两者之差即为需切除部分。根据患者鼻翼的大小，将去除长度分配给两鼻软骨相邻面。

（2）切口。做前庭软骨间联合切口或鼻端海鸥切口。

（3）剥离。用小弯剪自切口向上紧贴软骨浅面剥离，再向下自鼻翼软骨表面剥离。为了便于剥离，可以将切口下缘先切除一窄条黏膜，再用剪刀伸入其下剥离。

（4）去除增生软骨。先自切口将鼻侧软骨下缘拉出，参照标记切除部分下缘，再将鼻翼软骨拉出，去除上部及外部，只留一个L形软骨。

（5）去除中隔前端。在鼻大翼软骨内侧脚后方，去除中隔软骨前端部分软骨和鼻中隔黏软骨膜。

（6）切断降鼻中隔肌。用止血钳自切口内向切牙方向插入、分离，挑出降鼻中隔肌，将其切断。

（7）缝合。先将鼻柱与中隔贯穿缝合，挤压鼻剥离腔内残血，然后缝合软骨间切口。

（8）固定。用硬胶管或塑料管外缠碘伏纱布，来进行鼻腔内充填固定，用石膏夹板或牙印膜胶及胶布外固定，并用鼻架加强固定。

3. 长鼻整形术的术后护理

（1）疼痛处置。长鼻缩短术的疼痛一般发作在隆鼻手术后24小时内，如果疼痛很难忍受，可以服用镇痛药物。

（2）长鼻缩短术的愈合进程。长鼻缩短术后的愈合进程中，鼻部会肿胀，所导致的鼻孔堵塞会让被手术者觉得呼吸不是很顺畅。鼻子部分的瘀青是由局部淤血形成，多数会在 2 周内消退，肿胀大约会持续 2~6 周。肿胀时期鼻背要高于长鼻延伸术最初设计的高度。

（3）长鼻缩短术的包扎。硅胶等假体隆鼻手术后一般不用包扎，医生很可能只将一消毒棉球塞入手术切口侧的鼻孔内。用软骨做支架的患者，隆鼻手术后除了鼻孔内塞入碘伏纱布外，外部还要用胶布或牙印模胶固定。

（4）切口护理。及时换药、不擤鼻涕、消除鼻痂是隆鼻手术后切口护理的关键。长鼻缩短术后，创面部位一般不用敷料掩盖，医生只在术侧鼻孔内放一个消毒棉球或在切口上涂些抗生素油膏。隆鼻手术后第 2 天，创面部位要重新消毒一次，鼻孔内的棉球也要取出。擤鼻涕容易造成出血和皮下气肿，也可能引发假体移位，因此长鼻缩短术后 2~4 周内应尽量避免擤鼻涕。鼻孔内鼻痂堆积，不仅会引起感染，还会加重通气阻塞，可用湿棉签将其软化，然后小心取出。

（5）缝线。鼻孔部的缝线在长鼻缩短术后 5~7 天拆除，软骨做支架隆鼻的患者，取材部位的缝线在术后 10 天左右拆除。

四、宽鼻骨修整术

宽鼻骨是宽鼻内部形态的一种，会严重影响人们的视觉美观，需要通过宽鼻骨整形来进行解决。

传统对宽鼻骨进行改善的手术多通过磨骨的方式进行，但是因为鼻骨薄，即使锉骨，清除的量也很少，因而其宽度也不会减少。这种情况下，就得做人为的鼻骨骨折，再往内侧推的宽鼻骨整形手术。

宽鼻骨整形手术只需静脉麻醉和局部麻醉就可以实施，因为宽鼻骨整形手术不使用假体，因此不会有异物感或看起来不自然。

为了使宽鼻骨整形后看不到明显的疤痕，宽鼻骨整形时要把切口设计在鼻孔内。切开后，先用小剪刀在皮下组织与鼻软骨、鼻骨间做较广泛的分离，再用小骨凿或小弯鼻骨整形锯将鼻背部过高的鼻骨宽凸起及鼻软骨截掉，最后用小骨锉将宽鼻骨和软骨的不整齐的骨面锉平，宽鼻骨整形就基本完成了。

宽鼻骨缩窄手术方式是在鼻腔内做切口，通过鼻腔截开鼻骨，移动内鼻骨，以鼻梁为中轴线，将两侧的鼻梁骨截骨，再移动内鼻骨，使鼻骨对合整齐后采用特殊的材料进行外鼻固定，这样宽鼻骨就能进行有效缩窄。这种鼻整形手术，因为涉及鼻骨手术，多在全麻下进行，手术时疼痛感非常小。另一种方法是使用假体垫高鼻梁中央，使鼻梁变高的同时显得不那么宽，适用于鼻梁过宽且低的求美者。

第九章　口唇整形

好看嘴唇的五大特征

一位漂亮的女人或帅气的男士，不仅需要干净的面容，还必须拥有好看的嘴唇。因为唇部好不好看，直接影响了整个面部五官的协调性，进而影响到个人的外在形象。

一般来说，人的五官中，眼睛是决定颜值高低的关键，鼻子则影响整个面部的立体感，而赋予性感魅力的嘴巴最能体现个人气质，尤其是拥有一抹好看又迷人的嘴唇，更能凸显一个人的精致。

理想的标准唇型，其位置形态、大小、色形应与鼻、眼、脸型相匹配。从侧面看，上、下唇缘的中点应正好位于鼻头至颏前点的连线上（即保证唇不歪）。上唇比下唇略薄并微微突出于下唇的前方。当上下唇自然闭合时，整个口唇的长度为35~40毫米，两端的口角线应略向上翘起。上唇的唇红中央部高约10~13毫米。上唇的唇谷位于整个上唇的中央部，唇珠位于上唇中央，其大小、形态与唇型和谐自然，两侧的唇峰对称并等高，距两口角的距离等长。唇脊、唇峰形成的角度适中（既不过于棱角分明，又不模糊不清）。唇弓曲线起伏流畅，下唇唇缘曲线弧度平缓并略成平舟底状。

可见，理想标准的唇型应该是：上唇的整体轮廓线清晰、自然、流畅，且唇色呈健康的红润。然而，在现实生活中，并不是人人都"天生丽质"，要是如此，也就失去了个性的美。因此，在设计唇型时，理想标准的唇型只是一个参照系数，要想文出适合每一个人的唇型，还需结合美唇者自身的条件，使每个人都呈现出属于自己的独特美。

下面，我们就来具体分析一下好看嘴唇的特征。

1. 唇珠

所谓唇珠，就是上唇正中唇红呈珠状突起的部分。唇珠的存在，不仅能让唇部显得更加立体丰润，还能衬托整个面部的精致小巧，尤其是嘴唇微闭微张时，两唇之间呈现的弓形弧度也很美，能让唇部凸显更加独特的魅力。通常有唇珠的女性，看起来比较有女人味，化妆也很好看。只要找到适合自己的唇妆，颜值定然能飙升。当然，没有唇珠也不用灰心，可以利用唇线打造出"含珠唇"，也是很美的。

2. 唇纹少且浅

嘴唇都有一些唇纹，但如果唇纹很深或很多，就会影响嘴唇的美观，让人看起来会比较显老，而且涂口红的时候也很难上色，唇妆质感不好，甚至还会有一种不协调的感觉。相反，唇纹少且浅，唇妆就比较完整了，不会出现斑驳的迹象，让人感觉好看。因此，如果你的唇纹比较多或明显，平时就要多多护理唇部，将护唇膏或唇膜等使用起来。

3. 色泽饱满

古人常用"唇红齿白"来形容美人，直至今日，这个词依然是对美的褒奖。我们的五官中，只有嘴唇是带有色彩的，且占据着很显眼的位置，格外引人注目。一般来说，正常的唇色应该是粉红的，但因个人差异，唇色又不一样。有的人唇色很深，会影响美观，选口红色号也不容易；有的人唇色比较浅，看起来气色不好、没有精神，不够显色，涂口红时需要先打底。总而言之，还是正常的唇色最好，自带水润光泽，看起来也非常自然舒服且健康，在唇蜜的加持下，会显得更有魅力。

4. 唇部饱满

这里说的唇部饱满，是指比较圆润的嘴唇，饱满而不失弧度，简单来说就是我们常说的"嘟嘟唇"。这种唇形，会让人看起来更具时尚魅力，涂上淡淡的唇膏就能凸显它独特的美感。

5. 唇部匀称/对称

在我们的审美中一直都有对称美的讲究，唇形自然也是如此。唇部的对称感、均匀程度会直接影响我们整个面部的协调性和外在美观。但是，有些人的唇部并不对称，上下嘴唇厚度严重不协调，甚至还有歪嘴的现象，这些都会严重影响整体的美观。

总之，唇部好不好看，虽然无法完全决定一个人的美丑，但还是有一定影响，所以平时一定要好好护理。

唇形常见的六大问题

嘴唇的形状因种族、年龄和性别而异,东方人的嘴唇形状与欧美人大不相同。一般来说,欧美人的嘴唇最薄,东方人中等,黑人的嘴唇最厚。

中国人属于东方民族,男性嘴唇的平均厚度为上唇8毫米、下唇10毫米,而正常的中国女性比男性的嘴唇薄2毫米,嘴唇有凹凸的唇红边缘,形成一个美丽的唇弓。

五官是一个整体的形象,即使拥有迷人的面庞,唇部的缺陷也会让面部的形象大打折扣。那么,唇形常见的问题都有哪些呢?

1. 唇线不规则

有些人的唇线不规则,双唇两边大小不一致,可以用唇膏和唇笔来补救,也可以通过文唇还原自然迷人的唇线。

2. 上唇萎缩或变薄

随着年纪增长,唇组织会渐渐退化,上了年纪的人上唇的变化最明显,这时候上唇轮廓会变模糊,红润的颜色会消退,鼻子和上唇间的距离还会拉长。要想改善这类问题,就可以通过玻尿酸填充注射加厚上唇、改善口周细纹,必要时还可以改善唇形。

3. 唇部太厚

红唇厚度分型标准：0.1~4.0毫米为薄型，4.1~8.0毫米为中等型，8.1~12.0毫米为厚型，12.1毫米以上为厚凸型。形成厚唇的原因主要有：先天性厚唇、血管瘤、淋巴血管瘤造成的上下唇过厚等。要想改善这种情况，可以在红唇内侧根据唇弓形态，波浪状切除过厚的红唇黏膜及其肌肉组织，重塑红唇轮廓外形。这种手术切口在口内，表面无任何痕迹，是最常见的唇部手术项目。

4. 口裂太大

口裂大小分型标准：30.1~40.0毫米为窄型，40.1~50.0毫米为中等型，50.1~60.0毫米为宽型，60.1毫米以上为超宽型。为了改善口裂过大的情况，可以在口角皮肤与黏膜交界处切除菱形组织，使口角变小。由于缝合部位在口角隐蔽处，术后痕迹不明显。

5. 口裂太小

除先天性因素外，少数人因职业要求口角稍大。此外还有大量因烧伤、外伤、烫伤后口角变小的人需要做口角开大手术。他们可以在口外侧切除菱形组织，将口内红唇外翻，术后痕迹可通过文唇来遮盖。

6. 重唇

这种唇形多见于青年男性，表现为红唇里另有一条红唇，在进食、说话和发笑时尤为明显。其形成原因不是肌肉过于肥厚，而是因黏液腺增生所致。为了改善这种情况，可以从口内切除增生黏液腺，同时尽可能保留口腔黏膜。

较受人们欢迎的口唇整形术

一、丰唇

在很多文学作品中，丰满圆润的嘴唇通常是性感的象征。在西方审美观念的冲击下，丰满的嘴唇也就成了不少东方人的新追求。所谓丰唇，就是通过注射或自体脂肪移植等医疗技术手段，让嘴唇变得充盈饱满，主要适用于唇部过薄或由衰老导致唇部萎缩老化的人。

随着医学整形技术的不断发展，丰唇技术日新月异，丰唇方法也越来越多，基本上可以分为手术丰唇和非手术丰唇两种。而被大家普遍认可的就是非手术丰唇，即注射丰唇。最常见的丰唇材料是童颜针和玻尿酸。

1. 童颜针注射丰唇

童颜针是目前较前沿的非手术丰唇产品，其优点在于，非生物源性，无过敏危险；组织相容性好，丰唇效果弹性自然，无硬结，更无坚硬感。但童颜针需要较长的激活期，要3个月注射1次，并坚持注射3~5次，能维持5~8年。具体内容在后面介绍。

2. 玻尿酸填充丰唇

将适合的玻尿酸材料注射在相对缺失的唇部，也能起到即时填充的效果。该方法即时丰唇效果佳，但有异物感、不自然、维持时间短，不过配合童颜针，联合运用于唇边，也能取得不错的效果。

二、厚唇变薄术

厚唇变薄术一般适用于先天性唇肥厚、二层唇、红唇内侧口腔黏膜发育过度、红唇慢性炎性增生等情况的患者。具体手术改薄的量需要医生和患者沟通设计，要依照患者的五官比例描绘，来安排切除红唇的厚度。

1.厚唇变薄术的原理

厚唇变薄术是先对患者的实际情况进行术前精细设计，根据需切除红唇组织的宽度设计切口；再按照设计线切开黏膜，楔形加深切口，适量切除口轮匝肌，并按照患者的五官比例设计出唇部的自然形态。厚唇变薄术后，会变得自然协调，美观大方。

2.厚唇变薄术的方法

首先，测量出增生太多的部分，并用亚甲蓝标出。

接着，在唇红内侧唇黏膜与口腔黏膜的交接处设计切口线。为了保证厚唇变薄术后上唇的唇珠明显，增加美感，切口线应设计成弧形，与上唇的唇弓缘平行，宽度为4~6毫米，深度不超过6毫米。两条切口的纵切面成70°~90°角，切口的两端可适当延长到颊侧，以免口角出现"猫耳朵"，并保持口角的形态自然。

面神经麻痹、克隆氏病引起的唇结缔组织肥大及下唇扁平，上皮癌的前驱症状，都可以进行厚唇变薄术。

3.厚唇变薄术的恢复时间

恢复时间的长短，很大程度上取决于术后护理。

厚唇变薄术后，要将创口覆盖 1~2 天后再行暴露，每天不仅要用药水擦拭创面 1~2 次，还要涂抗生素软膏，保持局部清洁；减少口唇部活动，3 天内需进流食或补液，常规使用抗生素预防感染；术后肿胀一般较为明显，约持续 2 周；术后 72 小时内多做冰敷，有助于消肿，需 1 天 2 次在局部涂抹抗生素软膏，5~7 天拆线。

严格按照医生的术后护理要求去做，可以有效缩短厚唇变薄术恢复时间。

三、重唇成形术

重唇是指唇部结构发生异常改变，两唇较厚形成凹陷似两层叠加的症状，主要由口腔疾病和唇部先天发育异常导致。根据病因进行分类，可分为先天性重唇和后天获得性重唇。先天发育异常是导致重唇的主要病因，在胚胎发育过程中，有条带状凹陷将唇红与内侧唇黏膜分开，若条带状凹陷先天生长较深，唇红与唇黏膜持续增长较厚，就会导致重唇。后天获得性重唇，是指外伤、不良口腔习惯等非疾病因素所引起的重唇。

重唇矫正术的治疗目的是纠正畸形。不管是先天性的，还是后天性的，均可以采用畸形矫正术，将多余的唇部组织切除，可以有效改善症状。

做重唇矫正手术的具体细节如下：

1. 在上、下唇红唇皮肤与黏膜交界处，根据唇厚程度切除一条梭形或锯齿形口腔黏膜和肌肉，然后直接拉拢缝合切口，将厚唇改薄，5~7 天拆线。

2.手术切口疤痕隐蔽在口内,效果理想。以上唇为例,在眶下孔阻滞麻醉下(为防止手术中上唇肿胀,一般不采用局部浸润麻醉),在唇内侧(口腔中)做近似鞍形的切口。为了使术后上唇的唇珠明显,增添美感,在设计切口时应注意弧度。

3.去除唇黏膜及黏膜下组织的宽度,应以术后唇变得美观为准,一般为 4~6 毫米,两条切口的纵切面应呈 70°~90° 角。去除切下的一条黏膜后进行缝合,就能使厚唇变薄。

重唇矫正时间大概多久?做重唇矫正手术的手术时间大概是 60 分钟。

总体时间数据如下:

恢复时长:7~14 天。

住院时间:无须住院。

拆线时间:7 天。

消肿时长:取决于个人体质与术后护理。

四、唇弓成形术

唇弓成形术主要用于唇弓不明显的情况,如先天性唇弓平坦或年龄性红唇变薄、白唇延长所致的唇弓消失等。

1.唇弓成形术的方法

(1)自体脂肪。该手术的方式是,从受术人自身提取脂肪,然后注射到唇部。这种手术比较麻烦,需要麻醉,但 2 周以后,就能得到非常持久的性感双唇。这种方法比注射胶原蛋白更可靠,但一次不能太多注射。因为注入的脂肪需要周边组织渗入其中提供营养,一次注射太多,会导致不成活液化，严重影响手术效果。

（2）推进皮瓣。将唇部切出1个切口，将唇周组织推至唇部来达到唇的丰满状态。这种手术对于手法和审美等专业素质要求极高，且会留有疤痕，个别人甚至会出现疤痕挛缩等不良反应。手术痛苦和后遗症概率均较高。

2. 唇弓成形术的适应证

该手术适用于大口畸形，小口畸形，唇部整形术如重唇、厚唇、薄唇、咬肌及下颌角的矫正，单侧唇裂、隐裂，单侧不完全性唇裂、单侧完全性唇裂。

3. 唇弓成形术的术前准备

（1）保持口腔卫生，用朵贝尔氏液漱口。如果有牙龈或牙周病，应根治后再行手术。

（2）口唇部皮肤如有疖肿、疱疹或糜烂，需先行适当治疗，不能草率手术。

4. 唇弓成形的术后护理

（1）手术多采用创口暴露法，也可以将创口覆盖1~2天后再行暴露；每天用75%的酒精擦拭创面1~2次，并涂抗生素软膏，保持局部清洁。

（2）减少口唇部活动，3天内需进流食或补液，常规使用抗生素预防感染。

（3）通常3~6天拆线，红唇7天拆线。如果创口张力较大，可酌情推迟2~3天。

五、唇珠成形术

一个丰满漂亮的唇部应该有唇弓、唇峰和唇珠，但很多求美者的唇珠并不是非常漂亮，这个时候求美者往往会选择做唇珠成形术，那么，什么是唇珠成形术呢？

人的上唇两侧唇弓最高点称为唇峰，上唇的正中间呈现的珠状突起，就是唇珠。如果唇珠的形态不太完美，就可以通过唇珠成形术进行改善，常见的术式包括玻尿酸填充、再生医学材料填充、自体脂肪填充等微创方式塑形。

唇珠成形术具有损伤小、不留痕迹、无排斥等优点，注射轻便，术后无副作用，但术后护理非常重要，术后的护理直接影响着手术的效果和恢复。所以，一定要小心保养。比如，术后不要吃过度辛辣的食物，以及一些比较硬和黏的食物；其次，不能让唇部受到挤压。只有做到这些，才能达到预期的手术效果。

唇珠成形术适用于唇裂患者，唇珠缺损患者，唇珠、唇峰基本形态不是很完美的求美者。

根据手术方法的不同，目前常用的唇珠成形术有以下3种：

1. V-Y 唇珠成形术

具体过程如下：

（1）将上唇上翻，显露唇系带。

（2）在系带上的唇黏膜部做V形切口，直达肌肉层，形成一个三角形黏膜肌肉瓣。

（3）将成形的三角形黏膜肌肉瓣向上移位，并行 Y 形缝合。

（4）在唇移行部和黏膜部之间形成一个明显突出的唇珠。

2. Z 唇珠成形术

具体过程如下：

（1）唇裂修复术后有时上唇厚度不对称，按 Z 成形原则，将厚唇处转移到上唇中心，形成唇珠。

（2）按（1）原则设计 Z 形移位的 2 个黏膜肌肉三角瓣，切开达肌肉层。

（3）将切开成形的 2 个黏膜肌肉三角瓣互相移位后缝合。

（4）加压包扎 24~48 小时。

3. 注射美容术

注射材料为聚丙烯酰胺凝胶、胶原蛋白或胶原蛋白与 PM-MA（聚甲基异丁烯酸甲酯）混合物、玻尿酸等。操作时应按产品说明定点、定量注射并塑形。

第十章　颈部整形

"美人颈"的四个特点

说到美人的特征，可能很多人会想到美人尖、漂亮的脸蛋、迷人的锁骨、傲人的身材，可是这里我们要说的不是这些，却又是实实在在的美的部位，这就是"美人颈"。那么，能够被称得上是"美人颈"的漂亮脖子都有哪些特征呢？

1. 脖子修长

拥有"美人颈"的人，脖子一般都比较修长，不一定要很长，但整体比例需恰到好处，只有这样才能够起到一种显高的效果。

2. 脖子纤细

想要拥有"美人颈"，脖子只是修长还不够，需要在这个基础上拥有纤细的效果，脖子太粗，会影响整体美感，但也不能太细，否则会给人一种无力支撑的感觉，粗细正好的标准是要看起来显得健康。

3. 脖子皮肤光滑

脖子上有一点"鸡皮肤",还伴随着许多明显的颈纹,看起来会显得比较老态,减少了颈部的美感。而"美人颈"的皮肤是光滑、平坦的,视觉上更好看。

4. 脖子有骨感

称得上"美人颈"的脖子并不是白白净净的,也不是肉肉的,而是有一点骨感,带有一种显瘦的效果。

颈部常见的问题

即使年轻时我们的脖子紧致、曲线优美,但也会随着年龄的增长、身体的衰老慢慢走样:脖子变得臃肿,面颈交界线变得模糊不清,脖子出现各种纹路,苍老感明显。

颈部的常见问题有:颈纹、皮肤松弛和脂肪臃肿等,为了方便理解,下面我们来逐一阐述。

1. 颈纹

颈部的皮肤组织非常细薄,胶原蛋白大概只有面部的2/3。而且,脖子并不是简单地支棱着,也在进行运动和消耗;脖子的皮肤比脸部更容易受损,更容易出现皱纹。

颈纹一般分为5级,特点如下:

1级，不明显的皱纹或几乎不可见的细纹。

2级，皱褶浅但可见，呈轻微凹痕，颈部折纹细小。

3级，皱褶较深，折纹清晰，自然情况下折纹可见，颈部伸展时折纹消失。

4级，长且深的皱褶，折纹明显，颈部伸展时折纹不可消失。

5级，极深且长的皱纹，且有垂坠状皱褶。

较受人们欢迎的颈部整形术调整方式为微创方式，其恢复期短，不影响工作。

1~2级轻度颈纹，通过中医一根针改善微循环、激活自我修复能力，纯绿色无须材料便可治疗。

3~4级中度颈纹，需在一根针疏通经络的基础上配合填充、溶脂和收紧皮肤的材料加减提法平衡地来治疗更佳，每月1次，连续6次。

5级重度颈纹需要在加减提法同时治疗的基础上，再配合Ⅲ型胶原来激活纤维细胞生长恢复，每月1次，6~10次为1个疗程。

此外，市场上还有一些手术方法，但时间较长，求美者可根据自己需求来选择。不过，要想提高手术效果，术后最好配合微创方法，恢复颈部皮肤胶原蛋白和纤维蛋白，来保持皮肤弹性，并修复手术损伤疤痕，效果才会更好。

2. 双下巴

年轻时我们的脂肪会被肌肉稳稳地托在相应的位置，但随着年龄的增长，肌肉会变得松弛无力，从上到下的脂肪就会开始向下位移。颈部脂肪比较少，如果脂肪囤积，基本上都位于面部和颈部的交界处。这便是双下巴形成的原因。

双下巴，医学上称为下颌脂肪袋。它产生的原因是，下巴脂肪组织堆积太多，再加上皮肤老化而松弛，因重力的作用而下垂。从外观上看双下巴会让颈部显得臃肿短粗，失去固有的线条美和曲线美，其多见于中老年人，特别是中年女性。

双下巴的出现与身体脂肪增多有很大关系，但这种情况出现的双下巴又是最难消除的，因为下巴位置堆积的都是实实在在的脂肪，想要消除肥胖型双下巴，就需要通过全身锻炼来整体减脂。

除了身体肥胖因素外，很多不胖的人也会有双下巴，原因可能有以下几个方面：

（1）肌肉松弛、皮肤老化容易有双下巴。受到地心引力的影响，随着皮肤的老化、皮下组织的逐渐萎缩减少，皮肤和肌肉就会出现下垂和松弛的现象，因此双下巴的人未必都是胖人。双下巴的出现还与面部的表情肌及口腔、脸颊的肌肉群松弛有密切关系，因为这部分肌肉群关系着下巴的运动，一旦松弛下垂，就很容易形成双下巴。

（2）圆脸型者容易有双下巴。圆脸型的人相较于其他脸型更容易出现双下巴。因为圆脸的下巴和颧骨并不明显，这就意味着圆脸型的人皮肤和骨骼的贴合度比其他脸型要低一些，皮肤保持紧致的难度也就相对大些，更容易形成双下巴。另外，两腮无肉、棱角分明的瓜子脸，虽然不容易形成双下巴，但只要形成了双下巴，就很难消除，因为骨骼比较突出。

（3）长期姿势不正确容易有双下巴。工作生活中，长时间采用不正确的姿势也会导致双下巴。比较典型的就是弓背久坐、脖子前伸或睡觉枕头过高等导致下巴低于水平线，脂肪长期向一个方向转移，就容易形成双下巴。

另外，"低头族"也会被双下巴缠上。很多"低头族"无论走到哪儿都手机不离手，每天约12小时都在低头中度过，产生双下巴的原因就像久坐臀部会变大一样。

人的下巴有3个脂肪袋，弹性低，低头挤压的"造山运动"，会让脂肪溢出下颚，久而久之，就会定型出双下巴。

较受人们欢迎的颈部整形术

一、斜颈矫正术

斜颈是单侧颈部肌组织短缩，致使头部向一侧偏歪，颏部偏向正常侧并上移的一种畸形。若斜颈从小不能得到矫正，可导致患侧面部发育不良，表现为半面部萎缩，骨骼发育畸形，最终造成不可挽回的发育畸形。

斜颈分为先天性肌性斜颈和先天性骨性斜颈两种。目前，先天性肌性斜颈的病因尚未明确。多数人认为是子宫内的压力出现异常或胎位不正导致。胎儿在宫内位置不正，导致一侧的颈部受到压迫，出现缺血性纤维变性的症状，从而导致斜颈。也有人认为，乳突肌的营养血管有梗死，致使纤维变性，从而导致斜颈。另外，难产和产钳不当使用也会引起先天性肌性斜颈。先天性骨性斜颈则是因为骨质发育畸形导致的，比较少见。

斜颈可以采用非手术或手术手段治疗。非手术治疗针对半岁以内的患儿，方法包括热敷、按摩和卧床固定等。手术治疗适用于半周岁以上，并且斜颈畸形比较明显的患者。对于成年人，由于畸形已经存在很多年，术后不仅会导致面部畸形，视力也会发生改变，所以不能进行手术。

采用手术治疗斜颈的方法有哪些呢？

1. 胸锁乳突肌切断术

这是治疗斜颈最常用的手术方法。首先，需要在患者的锁骨上切一个横向切口，使患者的乳突肌胸骨头和锁骨头显露出来，并分别进行切断，以达到松开周围筋膜的目的。另外，在手术中要避免损伤颈动脉和神经。

2. 胸锁乳突肌切除术

此手术适用于颈部出现明显肿块的患者。只有完全切除胸锁乳突肌上的肿块，才能达到矫正斜颈的效果。

对于青少年患者来说，如果整个乳突肌都已经出现了瘢痕化状况，那么就要将整块都切除。

3. 胸锁乳突肌延长术

此手术不仅可以矫正头颈的歪斜，还能恢复颈部的正常活动，不会破坏正常的颈部形态，可以避免出现凹陷畸形或平坦畸形的症状，能够使颈部恢复对称。具体方法是：首先要将乳突肌的锁骨头切断，然后对胸骨头进行 Z 字形衍生。年龄较大的患者或已经进行过其他手术而失败了的患者都可以选择这种手术,能够获得较好的治疗效果。

以上就是治疗斜颈的 3 种手术方案。先天性肌性斜颈若在早期没有得到有效治疗,就可能会出现面部畸形的症状,主要表现为面部不对称、眼睛位置降低、视疲劳、视力减退等。此外,整个面部,包括鼻、耳等也可能出现不对称的情况。因此,只有早发现、早诊断、早治疗,才能防止其带来进一步的损害。

二、蹼颈整形术

蹼颈,是一种先天性颈部畸形,出生后就会出现在颈侧,从耳后乳突部至肩峰间,由皮肤和皮下组织构成。

蹼颈属于少见的先天畸形,以女性较多,通常为两侧对称,偶见单侧。除蹼外,颈后发际线位置也比较低下,并向前方伸展。蹼颈和发际线的异常,让颈部显得短粗,由于长期的牵拉,后颈部发际低。有的患者还同时存有蹼肘、蹼膝、内眦赘皮以及四肢淋巴水肿、智力发育迟缓等症状。

蹼颈的治疗分为对症治疗和手术治疗,对青春期患者可给予雌激素治疗。对蹼颈畸形,治疗原则是采用手术方式同时矫正双侧畸形,常见方法有以下两种:

1."Z"字成形术

(1)麻醉。儿童蹼颈的治疗须采用全身麻醉,成人可采用局部麻醉。

(2)切口。多采用"Z"字成形术切口。以蹼颈的游离缘、乳突尖到肩峰的连线作为中央线,其两侧各设计一个对称的斜切口,各侧切口则依每个病例的不同情况而定。如果蹼颈较长，单个"Z"字成形术切口难以矫正，就可以做多个连续"Z"字形切口。

（3）皮瓣转移。切开皮肤、皮下组织，掀起皮瓣，切除深层纤维性条索状组织，然后将皮交错后缝合。设计时，要将颈后多发区皮肤随皮瓣转移到耳后区域，将少发区移到颈前方。

（4）为了纠正颈部过短的问题，必要时部分蹼颈病例可以进行中厚皮片移植。

（5）分层减张缝合。

2. 不对称"Z"字成形术

多数典型特纳综合征患者颈后发际很低，颈蹼上有很多毛发，不能行对称性"Z"字成形术。手术要点如下：

（1）麻醉。儿童须采用全身麻醉，成人可采用局部麻醉。

（2）先在中央线上切除一大块半月形或菱形带毛发皮肤组织，再在创面上、下两端设计两个切口，形成不对称"Z"形切口。

（3）皮瓣转移。切开皮肤、皮下组织，切除深层纤维性条索状组织，然后将皮瓣交错后缝合。要注意的是，尽可能地将颈后多发区皮肤转移到耳后区域，将少发区移到颈前方。

（4）分层减张缝合。

三、下颌脂肪袋整形术

出现了下颌脂肪袋，不仅会影响美观，还会给生活带来诸多不便。其实，这种情况完全可以通过一些方法进行矫正。如果伴有皮肤松弛，可以通过除皱手术解决，或者通过局部吸脂矫正。

下面列出的四种方法效果好，痛苦少，能够让求美者恢复到理想的颈部形态。

1. 传统的下颌脂肪袋去除术

该手术在部分麻醉下就能完成。

首先，在下颌皮肤以正中线为轴，两侧各做成相互对称的三角形皮瓣，其大小以颌下脂肪堆积的水平为依据。

其次，游离皮瓣，将多余的脂肪组织连同纤维组织带一起切除。如果皮肤松垂，则需要将多余的皮肤切除。

最后，将三角形皮瓣易位后缝合，切口成"Z"字形，也被称为"Z"字成形术。

2. 下颌脂肪袋去除术的肿胀吸脂术

首先，根据颈部臃肿的部位，向术区脂肪组织中注射肿胀麻醉液。

然后，用空心吸收管，经过皮肤切口抽吸脂肪。颌下脂肪袋去除术的切口一般位于颈下。

最后，浅层抽吸时，内侧不要损伤颈前静脉，外侧不要损伤颈外静脉。如果出现了颈阔肌松弛，可以采用颈部除皱术，普通抽吸量不应超过200毫升。其手术快，效果好，局部麻醉即可。

3. 人工下巴植入术

这是一种盛行的下巴整形手术，适合下巴后缩或下巴比例较小的人，不过效果不太自然。

4. 下颌骨整形术

这是到目前为止对技术要求最高的整形手术，适用范围最广，下颌骨太短、后缩、下巴倾斜的人都可尝试。

四、火鸡脖切除术

有人说，颈部的皱纹就像树木的年轮，直白地暴露出了人们的年龄。

颈部运动频繁，随着年龄增长，皮肤松弛，下巴和颈部的界限也会越来越模糊，颈部衰老的症状会越来越明显：颈部横纹、脂肪堆积、过剩的松皮、颈阔肌带，俗称"火鸡脖"。一方面，面部松垂的组织堆积在颈部，给颈部造成了下垂的压力；另一方面，颈阔肌逐渐松弛、下降，在下颌中间区域形成组织堆积。

开始时，只有做表情时才会出现两条垂直的颈阔肌带，之后则会持续可见。颈阔肌的松弛、下降，伴随着下颌缘处组织的堆积，致使颈颏角变平，下颌缘线轮廓模糊，下颌形成囊袋，形成明显的"火鸡脖"，尽显老态。

要想消灭"火鸡脖"，解决颈部松垂的问题，关键就是要收紧颈阔肌附着的 SMAS 筋膜层（面部表浅肌肉筋膜系统），通过下颌和耳后切口，对颈阔肌浅层及深层组织进行轮廓重塑，收紧冗余的肌肉，将颈阔肌提升或复位。当颈阔肌被拉紧、深层组织被复位后，就能去除浅表多余的皮肤组织，颈部也就能重现紧致、年轻的状态。

下篇

微创医美的关键材料和技法

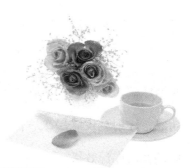

第十一章　水光针

什么是水光针

水光针美容是一种注射类的护肤疗法，注射时要借助专门的仪器"水光枪"，将需要的美容针剂注射到紧贴表皮下的真皮层，以达到改善肤质的治疗效果。其最主要成分是单分子玻尿酸，利用玻尿酸本身固有的锁水功能，注射到皮肤层次后，会给皮肤层次带来大量水分子，进而达到比较好的补水保湿效果。

在水润的环境下，细胞的代谢能力会有所增高，有利于皮肤不良状态的修复。现今的水光针都会配合很多对皮肤有益的营养元素使用，随着营养元素的吸收，皮肤综合代谢能力提高，皮肤暗沉、毛孔粗大等问题就会有所改善。

水光注射一般性注射配方：

1. 玻尿酸注射

水光注射的核心成分是玻尿酸，在皮肤内吸收并储藏本身重量1000

倍的水分，可以让皮肤维持水润柔嫩、光泽透亮；通过多种技术的结合来调整面部组织活力动态平衡，提升肌肤组织的循环活力。

通常，皮脂性干燥、疏于保养的人都适合做玻尿酸水光针注射。虽然维持的时间较短（约3个月），但定期做玻尿酸水光针注射深层护理，皮肤就能在短期内得到明显改善。

2. 玻尿酸+小分子肉毒杆菌毒素注射

在玻尿酸的成分里添加小分子肉毒杆菌毒素，可以有效达到紧肤祛皱的功效。

肉毒杆菌毒素主要用于眼部、额头、眉间等部位，对下颌角的肌肉注射后，会使咬肌收缩、脸变小。因此，肉毒杆菌毒素也是水光注射中的重要添加成分。

如果患者是油性皮肤且毛孔粗大，可以用玻尿酸配合肉毒杆菌毒素治疗。在一次水光注射中配两管药物，一支是含肉毒杆菌毒素（20~30U/mL）的，在有动态纹的部位注射，包括额部、眼周、上下唇；另一支是美白补水的，注射到面颊。这样，就能给予需要的部位更充足的肉毒杆菌毒素药量，不会造成表情僵硬。

当然，如果患者面部毛孔粗大，有痤疮，也可以用含肉毒杆菌毒素的液体注射。如果要收缩毛孔，可以将肉毒杆菌毒素直接作用于立毛肌和皮脂腺，来减少皮脂分泌带来的继发效应；也可以利用玻尿酸，增厚真皮产生挤压效应。

在注射深度方面，肉毒杆菌毒素与水光注射完全不同，肉毒杆菌毒素可以注射到肌肉层，患者初次注射肉毒杆菌毒素会出现肿胀等不适症状，这种情况建议患者1周后再接受下一步治疗，之后的治疗可以在同一部位。而玻尿酸填充最好不要在同一治疗部位，如果是鼻子或下巴的玻尿酸填充剂，与水光的主要治疗部位不相干扰就没问题，但如果是填充苹果肌，最好不要搭配水光针。

3. 玻尿酸+PRP注射

PRP英文名称为Platelet Rich Plasma，即富血小板血浆。这种方法简言之就是，在玻尿酸的成分里添加PRP一同进行注射。具体方法为从身体里抽出血样，利用离心分离机分离出血小板浓缩血浆注入体内，就能产生丰富的成长因子，进而促进玻尿酸的吸收以及伤口的治愈。连续注射，可以使皮肤变得光滑水嫩，产生弹力，变得更年轻。根据皮肤的状况同时进行激光治疗，效果往往更好。

4. 玻尿酸+激光

激光不仅可以淡化沉积色素，还可以紧致嫩肤，配合玻尿酸的注射，在除皱的基础上消除细纹、皱纹和干纹引起的色素沉积，可以丰润肌肤，让其达到紧致白嫩的状态。

当然，注射成分不是越多越好，主要的配比方案需要根据具体情况来制定。因为不同的成分有不同的禁忌证及适应证，盲目地组合添加，刺激风险也会相应增加。

水光针可以解决哪些问题

水光针是一种注射类的医美护肤疗法,一般具有保湿补水、改善肤色、收缩毛孔等作用。

1. 保湿补水

水光针通常是使用玻尿酸来进行操作,能够使皮肤深层补充玻尿酸,起到较好的补水、保湿的效果。

2. 改善肤色

操作水光针时,会加快皮肤新陈代谢,让皮肤内的黑色素迅速排出,可以改善皮肤暗黄、干燥等问题,有利于皮肤的提亮以及肌肤的光感亮白。

3. 收缩毛孔

打了水光针,皮肤的新陈代谢速度会加快,可以起到收缩和细化毛孔的效果,能使皮肤变得紧致光滑。

水光针注射后需要注意哪些事项

水光针术后注意事项:

1. 立刻冷敷

接受水光治疗后，要立刻使用保湿面膜进行冷敷，镇静皮肤，时间为半个小时。

2. 局部清洁消毒

正常人健康的皮肤表面存在大量细菌，不进行很好的消毒，容易引起继发性感染。因此，为了杜绝继发性感染，就要涂抹消炎软膏。

3. 不要触碰治疗的部位

注射水光针后 24 小时内不要洗脸，也不要用力摩擦治疗的部位。

4. 不做其他治疗

注射水光针当天，尽量不要再做别的治疗。

5. 暂停化妆

注射后 3 天以上才能进行化妆，且妆容要清淡。

6. 避免剧烈运动

注射 1 周内，既不要进行桑拿或剧烈运动，也不要吸烟喝酒，更要减少辛辣等刺激性食物的摄入。

7. 避免光照

1 周内要避免强烈阳光照射，建议采用物理防晒。

8. 防止感染

不要自行使用药膏或保养品擦拭治疗区域，以免造成感染。

注射水光针和涂抹水光针的区别

注射水光针是一种注射类的护肤方法，涂抹式水光针是一种精华液。

注射水光针的方法是指将营养成分注射到紧贴表皮下的真皮层，让皮肤变得水润而光亮。具体操作方法为：通过注射的形式，把肌肤所需的营养注入皮肤内部；或用机器操作，通过少许推力靠负压将溶液注入皮肤即可，不过过程中需注意控制注射的量和注入的深度。

涂抹式水光针是近年出现的，属于不借助水光枪的范畴，仅借用了水光针这个概念，使用的是针筒形状的包装容器，里面装有一些精华。实际上就是精华换了一个马甲，借助水光针这个概念销售产品。其本质就是一种外用护肤品，正常洁肤、拍打爽肤水后，然后搽上温和乳霜锁水，就可以了。

第十二章 微针美塑疗法

什么是微针美塑

微针美塑是一种时尚的美容方法，就是利用微针滚轮上的超微针头，把高营养活性成分直接输送到所需皮肤组织，让皮肤迅速吸收，并发挥作用，以激活细胞，促进皮肤新陈代谢，让皮肤恢复健康状态。

微针美塑的作用原理

角质层是皮肤表面坚固的保护层，使用一般美容产品，养分很难直达皮肤底层，效果不明显。

为了让护肤品的有效成分穿透角质层，直接进入皮肤各层产生作用，医学界一直都在努力，而微针美塑的诞生，很好地解决了这个难题。

所谓微针美塑，就是用微针滚轮刺激皮肤，在短时间内做出约 200 000 个微细管道，让活性成分定位、定层、定量地有效渗入皮肤。同时，使用去皱、美白、修复、祛妊娠纹、祛疤痕等产品，来达到减淡皱纹、治疗疤痕及妊娠纹、美白肌肤、减轻色斑、改善眼部皱纹和黑眼圈、收紧及提升面部组织等目的，并刺激真皮层胶原蛋白及成纤维细胞的增生。该方法微创伤，愈合迅速，且不留疤痕。

微针美塑的十大特点

概括起来，微针美塑主要有这样几个特点：

（1）不会破坏皮肤结构的完整性。

（2）可以逐步清除皮肤深层的毒素和废物。

（3）可以建立大量的皮肤微细管道，将有效成分输送到皮肤真皮层。

（4）目的明确，效果显著，产品成分渗透率比普通美容产品提高数十万倍。

（5）可以刺激皮肤的自愈能力，促进皮肤新陈代谢，使皮肤保持弹性。

（6）能够激活细胞、修复受损组织，直接参与细胞代谢，可以达到祛皱、提升、美白、抗衰老等功效。

（7）可以促进细胞的新陈代谢，提高免疫力，减缓肌肤衰老，长期保持年轻态。

（8）利用伤口的自然愈合能力，诱导皮肤自身的代谢和胶原生长。

（9）操作轻松简单，无创伤，也被称为"午休式美容"。

（10）无副作用，效果显著，安全可靠。

微针美塑的适用范围

微针美塑适用于以下几种情况：

（1）可以美白祛斑、淡化色素、深层补水。适用于黄褐斑、色素斑、金属中毒斑，以及面部干燥缺水性肌肤。

（2）可以祛皱。适用于额头纹、眼部细纹和法令纹。

（3）可以提升收紧。适用于肌肤松弛、弹性下降等情形。

（4）可以消除眼袋和黑眼圈。

（5）可以解决痤疮后色素沉着等问题，修复痘坑。

（6）可以改善肌肤敏感、红血丝、面部皮肤暗黄、肤色不均等问题。

微针美塑疗法的注意事项

使用微针美塑疗法，要注意以下几个问题：

（1）微针美塑治疗期间，要少吃辛辣刺激食物，不喝色素浓的饮料，还要减少阳光直射和电脑辐射，不涂抹刺激性化妆品。

（2）做美塑的前后 12 小时内不要沾水。

（3）疗程期间应避免蒸桑拿，要多吃富含维生素 C 的水果或食物。

（4）如果患有严重心脏病、高血压、高血糖、血凝机制差、神经系统紊乱等疾病，以及疤痕增生性皮肤等，要慎用。

第十三章 玻尿酸

玻尿酸的定义和类型

如今,人们对于自己形象的要求越来越高,开始注意自己出现的一些问题,玻尿酸已经成为我们耳熟能详的一种整形材料。

这个所谓的"玻尿酸"英文全名叫 Hyaluronic Acid,缩写作 HA,直译则是"像玻璃一样光亮透明的糖醛酸"。

玻尿酸是细胞外基质主要成分之一,具有补水的特殊作用以及强大的保湿功能,是天然的保湿因子。玻尿酸存在于我们身体的很多部位,包括皮下的诸多地方,还有我们的关节里面。

据研究表明,玻尿酸可以穿过我们的表皮层和真皮层,深入淋巴管内皮。在被酶分解之前,少量玻尿酸分子会在真皮层短暂地积聚。人体每天会消耗掉体内 1/3 的玻尿酸,而酶可以合成以及分解玻尿酸,使其可以不停地循环再生。我们平时感到皮肤缺水干燥起皮,就是缺乏玻尿酸导致的。

当前市面上的玻尿酸有很多,如水状的玻尿酸、凝固的果冻状态的玻尿酸,虽然呈现形态不同,但都是玻尿酸。玻尿酸通常可以分为3种类型,分为大分子、中分子和小分子。大家可以根据自身的需求,选择使用的种类,不同的类型在临床上的应用范围也不同。

小分子玻尿酸主要用于全脸的真皮层注射,也就是水光针,能补充真皮层缺失的水分,以及对受损肌肤进行修复,从而起到细嫩肌肤的作用。小分子玻尿酸还可以进行法令纹或者抬头纹的填充,以及弥补大分子和中分子玻尿酸的不足。

中分子玻尿酸质地较大分子玻尿酸略软,适合软组织填充,可以填充泪沟、苹果肌等。大分子和中分子玻尿酸都可以进行隆鼻、隆下巴等,但分子不同所呈现的效果不同。其中,中分子玻尿酸效果较为柔和,大分子玻尿酸则可以塑造出鲜明的轮廓感。

大分子玻尿酸质地硬,维持时间长,特别适合于塑形。比如:患者想要隆胸、垫下巴等,都可以选择大分子玻尿酸。

玻尿酸根据交联程度的不同分为交联玻尿酸和非交联玻尿酸两种。通常,纯补水就选非交联的玻尿酸,想填充就选交联的玻尿酸。填充类玻尿酸又分软、硬两种,软的用来填充凹陷:法令纹、皱纹、太阳穴凹陷等;硬的用来塑形,如鼻子、鼻基底、下巴等。

1. 非交联玻尿酸

非交联玻尿酸交联程度低,溶液较稀,黏稠度低,主要应用于水光针注射，可以保养皮肤，改善皮肤状态，还可以用于护肤品当中，起到补水保湿的作用。

2. 交联玻尿酸

交联玻尿酸交联程度较高，颗粒黏稠，弹性低，效果维持的时间较长，可达1年左右。一般可用于面部组织填充，包括额头填充及隆鼻等。特殊类型的交联玻尿酸，效果可维持2年以上，可以作用于轮廓填充，如太阳穴凹陷填充等。

交联玻尿酸又分为均质型玻尿酸和颗粒型玻尿酸。均质型玻尿酸也被称为单相玻尿酸，柔软又细腻，是交联均匀的凝胶状"果冻体"；颗粒型玻尿酸也叫双相玻尿酸，形态与西米露相似。具体需要使用哪种玻尿酸，可以根据自己的实际情况进行判断。

玻尿酸的主要作用

玻尿酸是人体皮肤结构维持水分的重要物质，在美容方面适用范围有除皱、面部轮廓塑形、面部凹陷填充、丰唇等。

玻尿酸的作用主要有两种：一是填充凹陷，另一种则是通过给皮肤补水来改善肤质。每个人的体内都存在玻尿酸，但随着衰老，人体内的玻尿酸会加剧减少，从而导致皮肤凹陷、色泽变化。注射玻尿酸，可以进行面部填充，有效改善脸颊凹陷、法令纹等。

如果是想改善凹陷，可以使用大分子玻尿酸如隆鼻、隆下巴、填充鼻基底等，因为大分子玻尿酸硬度大、维持时间较长，可以更好地塑形。

如果是想改善肤质，补充水分，可以使用小分子玻尿酸，其分布更加均匀，可以提高吸水性，使皮肤更有水分、光泽和弹性。整形填充物是基于玻尿酸的不溶水性、高吸水性、高保水性、代谢率低等特性。

由于医学的快速发展，玻尿酸已经不单单只能注射填充，现在已经研制出了外用玻尿酸。外用玻尿酸中含有玻尿酸、细胞生长因子等美容成分，更注重护肤，能有效改善干燥缺水而导致的皮肤老化、皱纹、皮肤粗糙暗沉等问题。

玻尿酸不光有维持皮肤弹性的功能，更能牢牢锁住大量表皮中的水分子，具有补水润滑的作用。

打玻尿酸可以丰唇。人的嘴唇会随着年龄的衰老而萎缩，出现皱纹，嘴角也会因此而下垂，使用玻尿酸则可以填充丰唇。此外，玻尿酸还可用于填充一些痘坑及外伤的疤痕。

玻尿酸可以使肌肤饱满。皮肤粗糙、暗沉、有皱纹等爱美人士，打玻尿酸的主要目的是除皱。玻尿酸作用于皮肤内部，可以在不同环境中自动调节，维持皮肤水分平衡，使皮肤保持湿润清爽、富有弹性，能起到抗皱滑嫩的作用。

玻尿酸是一种具有较高临床价值的生化药物，广泛应用于医学行业，如眼科手术中的晶体植入、角膜移植和青光眼手术等。此外，玻尿酸还可用于治疗关节炎、加速伤口愈合、修复伤疤等。玻尿酸用于化妆品中，能起到抗皱、美容的作用，可维持皮肤滋润柔嫩、细腻光滑，让皮肤充满弹性。

注射入皮肤后，玻尿酸如何发挥作用

随着年龄的增长，原本存在于人体体内的玻尿酸会逐渐流失，导致皮肤含水量下降，皮下组织体积变少，一些肌肤问题就开始逐渐显现，再加上地心引力的作用，皮肤表层会变薄，皮肤纹路加深，皱纹就会慢慢出现。此时，为了改善这些问题，一些爱美人士就会注射玻尿酸。

玻尿酸注射液是人工制造的一种胶状结晶产品，注射到人体表皮层下，可以抚平皮肤褶皱，填平脸部小凹陷，阻止皮肤老化，使皮肤恢复弹力柔软。最令人称道的地方是，它能够非常迅速地填充皮肤，让皮肤恢复细嫩，让困扰人们的皱纹消失得无影无踪。其最大优势是人体自身可以合成，不会出现排异反应。

玻尿酸可以锁住皮肤中的水分，改善皮肤干燥起皮，并减缓皮肤老化的速度。此外，玻尿酸还有助于骨胶原增生，具有补水保湿后体积膨胀的特性，是组织填充物的良好选择。

将玻尿酸注射到凹陷的面颊部位后，能够使皮下组织的结构变得更加立体，能达到塑形润肤的效果，这就可以快速除皱与改变容貌。

现在很多爱美人士都想通过手术来塑造出完美的鼻子，玻尿酸注射术就是如今广受求美者青睐的方法。比如，如果想隆鼻，就可以将玻尿酸注射进鼻子需要改善的部位。

如何选择玻尿酸

随着时代的发展，人们对自己形象的要求在慢慢提高，很多人会选择调整脸部的同时调整眼部、下巴等重要的部位。专业医生介绍说，很多人都觉得自己的脸部没有魅力，其实不必心存烦恼，针对此现象，可以通过注射玻尿酸来进行改善。那么，玻尿酸该如何选择呢？

首先要判断填充的部位，然后要根据个人的需求来决定。通常情况下，应按玻尿酸分子量的大小来选择，一般分子量越大，所需要的吸收时间就越长，维持的时间就越久，但主要用于填充较深的凹陷，因为大分子量的玻尿酸相对来说比较硬；如果进行比较小而浅的填充，使用的玻尿酸的分子量应比较小，所以选择其分子量大小的主要依据是自己的需求。

此外，玻尿酸的选择还应该根据不同的功效进行。如果用于补水，一般选择维护时间短的玻尿酸就可以，如小分子的玻尿酸。如果选择大分子的玻尿酸，就很容易结硬块，不利于补水嫩肤，功效也不能维持太长时间。因此做水光注射时，一定不要选择很长效的产品，但却可以选择相对有一些胶原的产品混到水光针里面，只要稀释好，就能在不产生副作用的前提下维持相对长的时间。

另外，就是做组织填充的时候，可以选择维持时间长一点的玻尿酸。但玻尿酸的区别就是各个品牌都有各自的用处，每一个品种可能适合不同的部位和时间，因此维持时间的长短并不是选择玻尿酸的唯一标准。对于组织容量填充这一部分，如果想把苹果肌填起来，可以选择能够很好地填充苹果肌的玻尿酸；如果想做填充皱纹等，可以选择一个持续时间比较长的玻尿酸，就能很好地淡化皱纹。

玻尿酸有进口和国产之分，二者的价格也不相同，要根据自身的情况进行合理选择，把效果发挥到极致。不要一味地去追求高价格，要根据具体的需要进行选择，还要根据填充需求和医生共同抉择。

玻尿酸的质量对维持整形手术的持久性起着至关重要的作用，因此为了减少副作用，要尽量选择质量较好的玻尿酸，且必须请专业的医生进行注射，以达到较好的效果。

第十四章　类人胶原蛋白

什么是类人胶原蛋白

胶原蛋白之父布兰特（Fredric Brandt）博士指出："皮肤衰老的过程，就是胶原蛋白被分解而流失的过程。"现在随着医美行业技术的逐渐发展，这句话已经被证实，人体所含的胶原蛋白确实会随着年龄的递增而逐渐减少。

胶原蛋白在护肤界中掀起了一阵浪潮，无论是吃的，还是用的，都大受欢迎。如今，胶原蛋白美容法已得到了人们的普遍认可。

胶原蛋白是一种生物性高分子物质，是人体中含量最丰富的蛋白质，占全身总蛋白质的30%以上，是结缔组织中极其重要的结构蛋白质，起着支撑器官、保护肌体的作用。

根据功能及其构成组织的结构特点，胶原蛋白可分为：成纤维胶原、成网状结构胶原、位于纤维表面的纤维相关胶原、成串珠丝胶原、成基底膜固定纤维胶原、具有跨膜结构胶原等。胶原蛋白的伸张能力很强，不仅是韧带和肌腱的主要组成成分，还是眼睛角膜的主要成分。胶原蛋白可以很好地保持皮肤的活力和弹性，一旦胶原蛋白老化，皮肤就会逐渐出现皱纹。此外，胶原蛋白还能有效预防心血管病和皮肤老化。我们今天说的是胶原蛋白的一种——类人胶原蛋白。

什么是类人胶原蛋白？它是通过基因重组和生物工程技术得到的。将人体胶原蛋白的 mRNA 逆转录成 cDNA，再经酶切后，将其重组于大肠杆菌内，经过高密度发酵、分离、复性和纯化工艺生产出来。这是一种高分子生物蛋白，生产原料为葡萄糖和无机盐。其氨基酸组成和组织结构与皮肤组织相同，是基因工程单细胞蛋白。

我们知道的类人胶原蛋白有很多类型，常见的类型有Ⅰ型、Ⅱ型、Ⅲ型、Ⅴ型和Ⅵ型。在现如今的医学行业中，类人胶原蛋白由于具有低免疫原性、纤维的再生性、很强的机械性以及生物可降解性，可以制成胶原海绵、胶原膜、人工皮肤以及胶囊等。在医美行业当中，类人胶原蛋白是很好的美容、保湿、抗衰老的产品，有外用的、口服的以及局部注射的。

类人胶原蛋白能强力促进皮肤、毛发、指甲等的新陈代谢，是构成结缔组织的有机物质；它还具有非常好的生物相容性，可以生物降解，具有很好的生物活性，被广泛运用于食品、医药、组织工程、化妆品等领域。当然，其还可以作为保健食品、美容产品、包装材料以及食品添加剂，应用在肉类、冷冻食品、饮料和乳制品中。

类人胶原蛋白的四大功能

类人胶原蛋白是一种高分子的生物，是人体内含量最多、分布最广的功能性蛋白，被广泛应用于疾病、美容、化妆品等保湿滋养的产品。胶原蛋白中含有一些纯天然的、亲水的保湿因子，不仅可以帮助肌肤锁住水分，还可以阻止肌肤黑色素的生成，从而起到一定的美白和润肤效果。

类人胶原蛋白主要有如下四大功效：

1. 提亮肤色

（1）紧致皮肤或防皱。类人胶原蛋白既可以很好地提亮肤色，加快皮肤细胞的新陈代谢速度，减缓皮肤老化的速度；也可以消除色素沉淀，淡化皮肤的色斑，促进角质层的自然脱落，使皮肤更加白嫩光滑。

（2）抗氧化、防衰老。胶原蛋白进入皮肤以后，可以清除体内的自由基，多途径抗氧化，修复断裂、老化的弹力纤维，使皮肤恢复弹性。

（3）促进皮肤活性细胞的生成。胶原蛋白被皮肤吸收后，可以促进皮肤活性细胞的生成，它们能填充在表皮和真皮之间，增加皮肤的弹性，同时还可以修复一些肌肤表浅的凹陷损伤，改善毛孔粗大等问题，从而延缓皱纹的产生。

此外，类人胶原蛋白还可以调整肌肤的内分泌功能，使得皮肤更加光滑细嫩,并保持肌肤的水油平衡。

2. 预防心血管病

类人胶原蛋白可以预防心血管病。研究表明,类人胶原蛋白不仅可以降低甘油三酯和胆固醇,还能提高人体内某些必需微量元素的含量,使人体某些缺乏的必需微量元素维持在一个相对正常的范围内,是一种理想的降血脂产品。

同时,在身体免疫作用中,胶原蛋白作为阿米巴细胞清扫异物的感知器,可以很好地预防疾病的产生,提高免疫功能、抑制癌细胞、治疗关节炎和酸痛。

3. 拥有挺拔的线条

女性丰满的胸部,挺拔的线条,都依赖于蛋白组织。胶原蛋白形成的结构可以让胸形更加完美,保持弹性。

首先,胶原蛋白是人体内的功能性蛋白,是一种生物大分子,其中的纤维可以使胸部保持弹性、挺拔和健康,能减少疾病的发生;若胸部胶原蛋白流失,就会出现胸部下垂的问题。

其次,胶原蛋白具有美白功效,可以使胸部皮肤变得白皙、滋润。胸部胶原蛋白减少,胸部营养就会缺失,胸部皮肤就会衰老。

4. 为特殊人群使用

比如,妇科疾病的根源来自内分泌失调,胶原蛋白能够改善妇科疾病的困扰;更年期的妇女,有了胶原蛋白的供给,可以更加轻松地度过更年期,减少烦恼。

不同款式"胶原蛋白"的大比拼

胶原蛋白是存在于人体中的一种高分子蛋白，是器官、组织中的重要组成部分，可以很好地维持器官和组织的功能。当然，不同的胶原蛋白，作用也是不同的：

Ⅰ型胶原蛋白，是人体所含最丰富的胶原蛋白，能够形成大的嗜酸性纤维，即胶原纤维。Ⅰ型胶原蛋白是相对坚硬的胶原蛋白，存在于疤痕组织中，分布于牙齿、骨骼、真皮、肌腱等部位，是比较复杂的一种结构。在伤口愈合过程中，Ⅰ型胶原蛋白大量出现，导致瘢痕结构完全有别于正常的皮肤组织，质地坚硬而没有弹性。

Ⅱ型胶原蛋白，是一种高分子蛋白质，是皮肤中含量最高的胶原蛋白，广泛分布于软骨及眼睛的玻璃体、眼睛角膜、视网膜神经等部位，主要是维护以上器官的正常功能；骨骼和软骨中含量为20%，血管中占8%，还有的分布在皮肤、肌腱等部位。而且，Ⅱ型胶原蛋白一直是美容行业非常流行的美容成分。

Ⅲ型胶原蛋白，是人体肌腱、皮肤中主要的胶原蛋白，与Ⅰ型胶原蛋白比例为1:4，其主要分布于皮肤真皮层、心血管、胃肠道等部位，主要功能是维持组织弹性和人体基本结构。随着年龄增长，肌肤中Ⅲ型胶原蛋白会逐渐流失，真皮组织也会随之变得塌陷，并且还会引起脂肪萎缩、纤维断裂等，从而使皮肤失去活力、光泽，出现皱纹。

Ⅴ型胶原蛋白，在皮肤受到创伤或烧伤后，皮肤会自动形成一些Ⅴ型胶原蛋白，用于促进组织修复。Ⅴ型胶原蛋白主要分布于羊膜和胚胎的一些组织中，当孕妇分娩以后，Ⅴ型胶原蛋白在体内分布量会相应减少。

Ⅵ型胶原蛋白，是组成细胞基底膜的主要结构成分，分布于基底膜等部位，是皮肤和肾脏基底膜中最重要的胶原蛋白，含糖量比较高。肝纤维化四大指标中就有Ⅵ型胶原蛋白的存在，其不仅可以对肝纤维化做出敏感反应，还是肝纤维化的早期指标之一。当肝纤维化在临床上发生时，Ⅵ型胶原蛋白会偏高，但肝纤维化不一定是肝硬化，即使Ⅵ型胶原蛋白偏高，如果能及时治疗，也会逆转纤维化，并恢复正常。

选择类人胶原蛋白的四个标准

对于女性来说，胶原蛋白流失的速度比男性要快，所以同龄的女性比男性更显老。因此，很多女性为了避免这种现象的发生，会大量服用胶原蛋白补充品，但有时这样不仅效果不好，甚至还会出现一系列的副作用，如"上火"等现象。其实，关键点不在于胶原蛋白补充得够不够，而是有没有科学地选择胶原蛋白补充品。

选择类人胶原蛋白一般有4个重要标准，下面来跟大家一一列举：

1. 胶原蛋白的分子

很多人都存在一个错误想法：胶原蛋白分子量越小越好，且补充的胶原蛋白越多越好。其实，最好选择 1500~3000 道尔顿分子量的胶原蛋白，这个分子量范围的胶原蛋白活性最强，使用后吸收效果也最好。

分子量太大不易被人体吸收，太小容易浪费。我们皮肤中的组织就好比一张渔网，分子太小会导致无法被渔网集中起来，很多会被漏掉；而分子太大的胶原蛋白又会造成吸收不了的情况，所以选择最适合人体吸收的胶原蛋白才是最可靠的。

2. 胶原蛋白的摄取来源

胶原蛋白的种类不同，来源也不尽相同，很多胶原蛋白可能会从动物脂肪或者动物表皮比如鱼皮、牛皮等中提取，所以在选择时大家要注意。动物脂肪或者牛皮等可能含有激素，人工养殖鱼类可能会被污染，最好选择深海鱼皮为原料的胶原蛋白。好的胶原蛋白基本上不含脂肪，糖、胆固醇、防腐剂等物质也不应含有。

3. 胶原蛋白的成分

胶原蛋白的组成成分也很重要，如口服类胶原蛋白产品，有些厂家为了增加口感，会添加各种不同口味的香精，以此来吸引消费者。因此，选择胶原蛋白时，不能以是否好喝作为标准，因为好喝的胶原蛋白并不一定效果好，而且有些添加剂已经被国家严格限制使用，对人体有潜在危害。

胶原蛋白饮品是需要长期服用的营养品，要选择天然安全有效的成分，好的胶原蛋白应该是无腥臭味的、卫生的、安全的。

4. 胶原蛋白的摄取量

很多人使用胶原蛋白产品没有效果的根本原因在于，没有每天持续地使用。正常来说早晚都应该坚持使用，数个月后，皮肤不但会更加有弹力，连皮肤内的含水量都会提高，即使是冬天去寒冷、干燥的地方，皮肤也不容易干裂起皮。

第十五章　童颜针（3D聚左旋乳酸）

什么是童颜针

童颜针是近几年出现的一种新型人体填充材料，可以被人体代谢，面部注射童颜针后，能看到支撑效果。其主要成分是3D聚左旋乳酸，医学界称"3D液态童颜针"。

我们之所以会衰老，主要是由于胶原蛋白流失，而3D聚左旋乳酸能够诱导胶原合成引发组织增生，从而改善面部脂肪缩减，促进胶原蛋白增生，维持时间可达25个月以上。

皮肤真皮层由胶原蛋白、弹力蛋白和糖胺类物质组成，其中胶原蛋白占75%以上，是维持皮肤厚度和皮肤弹性的主要成分。胶原蛋白一旦流失，支撑皮肤的弹力网就会断裂，皮肤组织就会出现萎缩或塌陷症状，肌肤就会出现干燥、粗糙、松弛、皱纹等衰老现象。3D聚左旋乳酸正好能满足肌肤对胶原蛋白再生的需求，促进胶原蛋白的生长，使皮肤细胞变得丰满，让肌肤变得水分充盈、细腻光滑，从而减缓肌肤老化的速度。

其实，关于3D聚左旋乳酸成分的运用还有一个故事。据说，一位皮肤科医师使用可吸收式缝线时，无意间发现在缝线周围存在一种胶原蛋白的新生现象，认真思考之后，他就将3D聚左旋乳酸成分直接使用在了脸部，正好改善了胶原蛋白因老化而流失的问题。后来，3D聚左旋乳酸就被广泛运用在了美容行业。如今，经过大量的实践证明，3D聚左旋乳酸确实能除皱重塑，恢复肌肤活力。

3D聚左旋乳酸是一种微粒注射型粉末，具有生物相容性及分解性。人体一旦注射了以3D聚左旋乳酸为主要成分的童颜针，其内在成分进入真皮层后就会暂时取代肌肤流失的胶原蛋白，并渐进式地在肌肤组织中进行崩解释放，促进胶原蛋白再生。使用当今最先进的工艺，完全可以将这种线材做成凝胶状或可注射状态，进行注射填充，改善面部形态。

那么，究竟什么人适合注射童颜针呢？导致人面部衰老的主要原因是胶原蛋白流失引发的脸颊松弛下垂、苹果肌下移、法令纹显现等，因此，如果你处于25~60岁之间，想渐进式地改善衰老，就可以使用这种针进行丰额、填充太阳穴、丰面颊、改善法令纹、改善嘴角皮肤皱纹、饱满下颚、紧致下巴轮廓线条等需要饱满的位置，它的紧肤除皱效果长达25个月。该方法疗效显著，可以收紧面形轮廓，因此也被称为"3D液态拉皮"。

童颜针最明显的优势就是"自然"。可以生成让面部饱满的胶原蛋白，改善人体组织。新生组织不会下垂、不会位移，更不会出现异物感，效果是玻尿酸无法企及的。

童颜针起效时间比较慢，注射 2 周后才能真正见效，3~6 个月时效果会达到顶峰。如果起效快，便是针剂里水分子发挥的作用，当水分被完全吸收后，第二天脸就瘪下去了。不过，即使如此，也不用担心，因为这时候胶原蛋白已经进入了新生环节。当然，这个时间也不是绝对的。因为胶原蛋白的生成和各人的身体条件有关，如作息习惯、年龄等，所以要想得到比较好的效果，一定要谨遵医嘱，养成良好的生活习惯。

童颜针的原理

3D 左旋聚乳酸的作用，主要是通过刺激胶原增生实现的。注射初期充填效果能够维持 1 周左右，之后聚左旋乳酸会被体内的巨噬细胞吞噬溶解，破坏其聚合状态，最终通过非酶水解降解为乳酸微粒和二氧化碳。注射部位残留的乳酸晶体会刺激周边组织生成胶原，几个月后，注射部位的真皮会逐渐增厚，最终达到美容效果。

3D 聚左旋乳酸的主要成分为聚左乳酸，是一种可与生物相容且能被人体自行代谢的物质，将其注入皮肤后，可以在短时间内刺激体内的胶原蛋白合成，产生渐进式的填充效果。

目前，市面上有很多整形注射性材质，但许多爱美人士往往只关注某一个部位的改善（填充凹陷的双颊、填充打造苹果肌），而忽略了整体性的调整，完成整个疗程后，得到的美显得突兀、不自然。此外，随着年龄的增长，胶原蛋白流失，导致的肌肤问题不限于肌肤凹陷，更会伴随着脸部暗沉、皮肤松弛等问题，这时采用3D聚左旋乳酸注射，不仅可以"填补"，还会刺激自体胶原蛋白增生，达到"填补、紧致、亮颜"等功效。

3D聚左旋乳酸，可以直接刺激胶原蛋白及弹性蛋白再生，在组织内引起免疫反应，诱导成纤维细胞再生胶原蛋白及弹性纤维等真皮基质成分，能有效改善皮肤的自我调节、修复和再生等功能，从根源上解决真皮层缺水与胶原蛋白流失的问题，使皮肤细胞变得丰满，让肌肤重回水分充盈、细腻光滑的最优状态。

如今，以3D聚左旋乳酸为主要成分的童颜针已经成为医美界的抗衰黑马，在医学美容领域大放异彩，引领着注射美容的发展方向，实现了跨时代的发展，并成了一种新的风向标。

童颜针的作用

童颜针，可以促进胶原蛋白的再生，激活自身活力，能有效填补面部凹陷处、抚平衰老现象，让青春回流。总的来说，童颜针的作用主要体现在以下几方面：

1.除皱

童颜针能有效去除额头纹、鱼尾纹、唇线、鼻背纹、法令纹、颈纹和手背纹等。

2. 塑形

童颜针可以瘦脸、提眉、隆鼻、丰额头、丰太阳穴、丰脸颊、丰嘴唇、丰下巴、丰耳垂、丰卧蚕等。

3. 嫩肤

童颜针具有很强的补水能力,可以改善皮肤干燥、暗黄、毛孔粗大等问题。

4. 提升

童颜针可改善面部肌肉松弛下垂、腮腺肥大、颏肌张力松弛等问题。

童颜针和其他面部填充产品的区别

这里主要讲述童颜针和玻尿酸、肉毒杆菌毒素和自体脂肪等面部填充物的区别。

1. 童颜针与玻尿酸的区别

虽然童颜针和玻尿酸都具有填充的功能,但原理大不相同。童颜针可以刺激自身皮肤深层胶原蛋白产生,同时激发细胞活力;而玻尿酸则是作为物理填充物填补凹陷。注射童颜针2周后胶原蛋白便开始增加,效果慢慢呈现,并且外观看起来更真实,效果更持久,针对的是全脸肌肤的提升和紧实;而玻尿酸虽然术后效果显著,但维持的时间短,需要4~6个月补充注射一次。

2. 童颜针与肉毒杆菌毒素的区别

两者都有除皱的疗效，且术后都需要一段时间才能呈现效果，只不过童颜针大约需要2~3周的时间，而肉毒杆菌毒素需要7~10天。原理上，童颜针是通过刺激自身胶原蛋白增生达到除皱的效果，适用于光老化造成的细纹及凹陷。肉毒杆菌毒素则是通过阻断神经对肌肉的传导达到除皱的效果，只适用于动态性的表情纹。前者可以从深层改善皮肤的状态，后者只能从放松表情肌减少细纹的产生，从维持时间上来说，童颜针的效果更持久。

3. 童颜针和自体脂肪哪个好

童颜针可以作为脂肪移植的替代品，来改善深度褶皱松弛的皮肤。自体脂肪移植术需要事先获取脂肪，术后需要3个月的稳定恢复期，但肿胀明显。注射童颜针后无须恢复期，效果更自然。因此，从求美者的角度来说，注射童颜针更易接受。

童颜针的主要优势

童颜针是一种可注射产品，通常用于医疗和美容整形手术。

3D聚左旋乳酸会渐进式地在皮肤组织中进行崩解、释放，并刺激纤维母细胞，增加胶原纤维和弹性纤维的制造，从而修复面部组织结构，最后将会分解为乳酸、二氧化碳及水分，逐渐地被人体自然吸收。它可以达到改善粗糙或肤色暗沉及面部凹陷的效果，能增强个人轮廓美感，提高个人气质。

3D聚左旋乳酸和市面上现有的其他注射物相比较，拥有以下4个优势。

优势1：仿植入物功效

有别于整形外科需动刀且耗时长的缺点，注射3D聚左旋乳酸不需经历漫长的手术就能由内而外撑起肌肤结构，达到修饰脸型分段缺陷，让脸部线条完整的功效。

优势2：填充体积/塑型功能

将3D聚左旋乳酸注射入肌底，能够刺激周边肌肤增生自体胶原蛋白，填充大块的体积，改善整体脸部塑型。

优势3：打造肌肤紧密胶原网

老化现象严重、脸部整体轮廓松垮的患者，运用3D聚左旋乳酸注射，从肌肤底部开始层层往上施打，可以利用其刺激自体胶原蛋白增生特性，建构出强大的拉力网，让肌肤恢复往日的紧致与弹性。

优势4：让皮肤回春

紧密胶原网的重建，会让脸部线条变得年轻紧致，除了整脸提拉的回春效果，也能因为肌底胶原蛋白增生，改善毛孔粗大、肤色暗沉等皮肤问题。

以上就是3D聚左旋乳酸，即童颜针的四大优势。从投资学的角度来说，如同众多币别里的"强势货币"，求美者选择它，必能带来更多的青春效益。

童颜针的并发症及护养

3D聚左旋乳酸的使用方法和治疗计划不同于传统意义上的即刻获得充填效果的充填剂。比如：使用3D聚左旋乳酸之前，需至少使用5毫升的注射用水进行稀释，使充填剂更加均匀；整个疗程包括最多3~4次的注射，每次注射要间隔3周或3周以上，才能得到最佳的充填效果，具体的充填剂量取决于需填充部位的实际情况。而且，注射后为了减少水肿和瘀伤，需要用冰袋冷敷。

使用3D聚左旋乳酸，不仅可以使填充部位组织在3~6个月内逐渐恢复，还能增大真皮增厚的速率。初次治疗一段时间后，为了决定是否需要进一步充填注射，医生还需要对患者的并发症和护养效果进行评估，具体内容包括：

1.常见的术后并发症

数据显示，最常见的副作用包括注射部位反应，如瘀伤（21%）、疼痛（13%）、肿胀（10%）和发红（2%）。此外，有些人还会出现瘙痒和热感等症状。注射部位反应平均会持续3~17天。如果注射反应需要治疗，可以使用抗组胺药或消炎药。

在治疗后的 6~12 个月内，皮肤可能会出现肉眼可见的小肿块（结节/肉芽肿）。可能是永久性的，也可能不是。可见的隆起在治疗区域可能是红色的，有些肿块必须用类固醇皮质激素注射或手术治疗。术后，还可能出现感染和严重肿胀的风险，但比较罕见。

临床上，已经出现过结节的案例，多数是因为没有稀释均匀或过度治疗导致，或因医师注射技术而导致 3D 聚左旋乳酸在皮下组织没有均匀地分散。此外，术后在治疗区域进行适当的按摩，也有助于减少结节发生的概率。

2. 术后保养及照护

在疗程完结后的前 5 天内（或依照医疗护理专业人员的指示），每天轻柔地按摩治疗部位 5 次，充分按摩 5 分钟，有助于植入剂的均匀分布，使矫正部位看起来更为自然。按摩时，为了减轻摩擦，可辅以润肤霜或其他合适的面霜。

治疗后，如果出现了发红、肿胀或瘀血，24 小时内，可以在受治疗的位置上用冰袋按压 1 小时（依照医护人员指示并小心冻伤），来减轻肿胀和瘀青。但不能直接把冰块放在皮肤上，可以先用布将冰块包裹起来然后敷在治疗的部位。

注射后，治疗部位如果出现了轻微水肿，一般 2~3 天就会逐渐消退。水肿现象解除后，最初的缺陷会暂时重现，在接下来的数周术后修复期间，3D 聚左旋乳酸将刺激患者自体胶原生成来填补流失的凹陷处。

注射 24 小时后，如果出现了瘀青，可以使用毛巾或暖包温热敷，为了提高效果，建议搭配退瘀青药膏，瘀青约在 1 周内退散。

童颜针的不良反应及注意事项

一般来说，童颜针适合注射于面颊、手部、颈部、嘴唇、下巴等部位，但主要以面部注射为主，通常 1~3 个月就会看到效果。

童颜针是一种非常安全的填充剂，配合内服 ACMETEA 生成肽，可以促进皮下胶原蛋白的再生。由于其具有生物相容性及分解性，因此可以逐步被人体自然分解，一般比较安全，没有副作用。但是，有时也会出现一些不适反应。每个人的身体条件不同，注射后一段时间内可能会出现肿胀、发红、疼痛、皮下瘀血等症状，不过这些症状通常会于注射 1 周后自动减轻。

1. 不能注射童颜针的人群

（1）孕期或哺乳期的妇女不能注射。

（2）有湿疹或伤口的人，须等恢复后再注射。

（3）未成年的女孩还在发育期，胶原蛋白还没有流失，不需要注射。

（4）正在服用阿司匹林、类固醇等特殊药物的人，不能注射。

（5）瘢痕体质、皮肤敏感的人，不适合注射。

2. 注射后注意事项

（1）注射童颜针时，针头会刺激皮肤，破坏皮肤，注射部位护理不到位,容易引起皮肤感染。

(2)如果所注射的童颜针成分不纯,剂量太多,皮肤就会出现水肿、起疤、瘀青、假性皮肤过敏等症状,还容易导致皮下毛细血管破裂,面部出现红血丝,严重者还会出现局部硬结、肿块等症状。

(3)注射童颜针后可能会出现一些不良反应。比如,注射位置不恰当、深度不够、脸部肿胀、感染、过敏等;注射后面部会出现僵硬、凹凸不平、结块等问题,严重时还会出现神经损伤、血管栓塞等症状。这些都可以补救,但恢复后会留有后遗症;严重的还会导致毁容,注射的药物无法代谢,导致脸部变形、色沉、血管堵塞等。

总之,面部是一个非常敏感的部位,稍不注意,就会导致严重的后果。如果注射童颜针的时候操作不正确或稍有偏差,很容易导致面部肿胀甚至失明。

第十六章 纤维细胞

什么是纤维细胞

纤维细胞 (fibrocyte) 是一种机能不活跃的成纤维细胞，胞体呈梭形，胞质较少，弱嗜酸性，胞核小，染色深。显微镜下可见，细胞中粗面内质网和高尔基体均不发达。当组织受损时，纤维细胞可转化为成纤维细胞，参与修复。

结缔组织中，相对静止的细胞称为纤维细胞；功能活跃的细胞，称为成纤维细胞。

成纤维细胞较大，呈星形或梭形，有突起，细胞核呈卵圆形，染色质稀疏，染色淡，核仁明显，胞质较多。成纤维细胞能合成和分泌胶原蛋白、弹性蛋白和蛋白多糖，从而形成胶原纤维、弹性纤维和网状纤维以及基质成分。成纤维细胞是酥松结缔组织的主要细胞成分，由胚胎时的间充质干细胞分化而成。

成纤维细胞和纤维细胞的区别主要体现在以下几个方面：

1. 特点不同

成纤维细胞胞质具有丰富的粗面内质网、游离核糖体和发达的高尔基复合体。成熟期或呈静止状态下的成纤维细胞，胞体变小，呈长梭形，粗面内质网和高尔基复合体不发达。而纤维细胞和成纤维细胞是具有不同功能状态的同一种细胞，组织损伤后的修复过程中，纤维细胞可以转化为功能活跃的成纤维细胞。

2. 分类不同

成纤维细胞胞体呈梭形和不规则的三角形，中央有卵圆形核，胞质突起，生长时呈放射状。纤维细胞是机能不活跃的成纤维细胞，胞体呈梭形，胞质较少，弱嗜酸性，胞核小，染色较深。细胞中粗面内质网和高尔基体均不发达。当组织受损时，纤维细胞可转化为成纤维细胞参与修复过程。

3. 成分不同

成纤维细胞染色质稀疏，染色淡。纤维细胞呈弱嗜酸性，染色较深，电镜下粗面内质网较少，高尔基复合体不发达。

纤维细胞的主要作用

纤维细胞的作用主要是，在创伤恢复过程中修复创面，帮助伤口愈合。

在伤口愈合的过程中，成纤维细胞通过有丝分裂，会大量增生，最后分泌出大量胶原纤维。之后，胶原纤维和新生的毛细血管组成新生肉芽组织，再通过聚集来修复创面。最后，由新生皮肤覆盖后，修复整个创面。

成纤维细胞抗衰技术是，提取自体皮肤并从中分离出成纤维细胞，经过体外细胞培育，增殖出大量成纤维细胞，再在身体局部皮肤真皮层进行微针注射，以补充衰老肌肤中缺少的成纤维细胞，并保证胶原蛋白充足，回归年轻态。

自体成纤维细胞移植可以改善皮肤皱纹、色素沉着，让肌肤水润有光泽，并对面部轮廓进行塑形。所用的成纤维细胞来源于自体皮肤，不会有免疫排斥。相比其他填充手段，注射自体成纤维细胞能让面部状态和表情更自然。

医疗的发展从物理治疗、药物治疗到细胞治疗、基因治疗，是一个必然的过程。自体成纤维细胞移植属于生物工程技术领域，不仅可以用于抗衰老，还可以用于重度烧伤患者皮肤移植，未来还将涉及糖尿病、癌症等领域。

这里我们详解介绍一下成纤维细胞拯救皮肤的秘密。

成纤维细胞是皮肤中最重要的细胞，可以产生多种皮肤成分，尤其是和皮肤显老直接相关的成分，如胶原蛋白、网状纤维。成纤维细胞一旦新陈代谢不足，新生细胞就会少于衰亡细胞，皮肤会逐渐呈现老态，皱纹、斑点、粗糙、痘痘、难以愈合的皮肤损伤、干燥、红血丝、暗沉、失去弹性等，并更容易受到外因侵害，如紫外线。

成纤维细胞拯救皮肤的"绝招"如下：

1. 分泌大量胶原蛋白和弹性蛋白，填充肌肤老化缝隙，填平衰老痕迹，架起纤维网状结构，增加肌肤弹力，并更好地抵御外部侵害。

2. 分泌糖胺多糖和糖蛋白，形成基质。营养真皮层，增加肌肤水合度，抗衰老，提高皮肤质量。

3. 分泌多种细胞因子，刺激细胞促分化。再生修复皮肤损伤，实现肌肤逆生长。

4. 预防细胞老化，修复外来因子对细胞的损伤。全面改善面颈部、手部皱纹，让皮肤全面年轻化。

每天我们都在老去，明天的细胞已没有今天的年轻，对爱美人士而言，医美要趁早，选择纤维细胞技术，能让你的美貌停留在你最想停留的年轻状态。

纤维细胞在整形领域的应用有哪些

纤维细胞在整形领域的应用主要有两个方面：

1. 创伤修复

创伤会造成不同程度的细胞变性、坏死和组织缺损，必须通过细胞增生和细胞间基质的形成来进行组织修复。在此修复过程中，成纤维细胞起着十分重要的作用。以伤口愈合过程为例,成纤维细胞会通过有丝分裂大量增殖,从 4~6 天开始合成和分泌胶原纤维和基质成分,并与新生毛细血管等共同形成肉芽组织,来填补伤口组织缺损,为表皮细胞的覆盖创造条件。

在伤口愈合过程中,成纤维细胞主要来源于真皮乳头层的局部成纤维细胞和未分化的间充质细胞,以及血管周围的成纤维细胞和周细胞(血管内皮和基板之间分布的一种扁平而有突起的细胞)。内脏损伤时,参与修复过程的成纤维细胞多数来自间质和包膜,以及黏膜下或浆膜下层的结缔组织。

在创伤修复的后期,成纤维细胞会通过分泌胶原酶参与修复后组织的改建。在某些病理条件下,以成纤维细胞为主要细胞成分的肉芽组织或增生组织块还可以在非骨组织内发生钙化,引起异位骨化。

2. 骨创伤修复

最简单和常见的骨创伤即是骨折,其愈合过程须经过炎性反应、清扫、纤维骨痂和骨性骨痂等四个阶段。不同阶段参与的细胞主体不同。成纤维细胞从骨折第 3 天起就会出现于骨折局部血肿中,骨折后 5 天大量出现在机化血肿及骨折断端的间隙及其周围,是参与纤维骨痂阶段的主要细胞。

在此阶段,成纤维细胞一方面会大量分裂增殖,一方面又会合成和分泌大量 I 型胶原,使肉芽组织逐步变成疏松的结缔组织,来将骨断端包围起来,形成接合两骨折断端的巨大纤维骨痂。然而,这种纤维结缔组织却不会演变为在其他组织创伤修复时常见的瘢痕组织,而是通过钙盐结晶在其内部不断沉积,逐渐演变为骨性骨痂,使骨折局部的骨性愈合,恢复骨组织的结构。此时,骨折愈合部位只有骨组织,而不再存在成纤维细胞。

成纤维细胞除皱医学美肤技术VS传统美容技术

很多美容技术都是填充外源性物质或以皮肤损伤为代价的手段,成纤维细胞除皱医学美肤技术与现今很多技术的根本区别就是,该技术可以让皮肤由内到外发生本质上的改变,如皮肤厚度的改变、皮肤抵抗能力的增强。同时,是在安全基础上的有效、实效、长效,可以延缓衰老,把美丽的容颜定格3~5年。

水光针的成分主要是玻尿酸、胶原蛋白、肉毒杆菌毒素、谷胱甘肽、左旋维生素C等。这些美容成分进入皮肤后,会逐渐分解失效,分解代谢越快,效果维持时间就越短。此外,由于是浅层注射,只适合注射易弥散、易分解的中小分子成分,维持时间大多不会超过3~6个月。要想通过水光针达到抗衰的效果,必须长期坚持注射。

肉毒杆菌,可以将形成活动皱纹的肌肉麻痹,使肌肉不收缩,从而去除皱纹。不过,虽然治疗后可以美得巧夺天工,但肌肉僵硬,表情不自然。

超声刀、热玛吉、电波拉皮均是物理性的美容方式,都是先破坏皮下组织，术后皮肤细胞容易出现再生失败，引起萎缩性损伤，而因皮肤营养不均衡，就会导致皮肤凹凸不平、皮下神经断裂、肤色暗淡晦涩、僵硬等不良现象。也就是说，顾客的面部塌陷就是做微整形存在的风险，也是整形医生最不想看到和最不愿发生的事情。

成纤维细胞疗法，可以用自身皮肤细胞来消除皱纹、去除疤痕，并修复深层皮肤。其源自自体细胞，含有丰富的成纤维细胞因子、表皮细胞因子，能修复表皮层和真皮层，促进皮肤组织再生，重建皮肤供血状况，使面部肌肤重返光泽紧致。

成纤维细胞除皱医学美肤技术，采用自体细胞治疗，从来没有也不可能出现免疫排斥、过敏等不良事件，具有良好的安全性。具体表现为以下3个方面：

（1）持久。自体的新生细胞回输至自体皮肤皱纹、凹陷性部位，会因形成了自体组织而一直存活，使得效果长久。

（2）健康。该技术不靠破坏或刺激肌肤病理性改变来除皱，也不是异物填充，它是通过自然地增强皮肤功能来达到治疗目的，属于生理性除皱。

（3）自然。该技术不影响受术者的面部表情肌和韧带，新生的健康皮肤细胞恢复了皮肤的弹性，降低了表皮的色素沉积，提高了皮肤的白嫩度、光洁度和细腻度，使皮肤光滑、丰满有弹性，表情形态自然和谐。

第十七章 外泌体

什么是外泌体

外泌体（Exosome）是干细胞分泌的纳米级别的囊泡样物质，其作用机制比较复杂，如果将人体比喻成一款软件，那么外泌体就像一款"万能代码"，能通过复杂的过程诱导演变成这款软件的任何程序。

外泌体美容是近段时间兴起的一种美容技术，主要是通过外泌体来修复晒伤，预防和改善皮肤衰老等问题。外泌体作为一种活细胞分泌的亚细胞成分，广泛参与细胞之间的信号传递，不仅可以从胞外起作用，也可以快速和细胞融合，进入细胞内部释放活性物质，为每一个细胞传递信号。

最近研究表明，内源性多种外泌体是塑造皮肤生理和病理发育的关键协调器。此外，外源性外泌体，如干细胞外泌体，可以作为修复、再生和恢复皮肤组织活力的治疗新选择。

上面已讲到，外泌体是细胞分泌的一种囊泡样物质，这其实是指细胞内出芽形成的直径在 40~160 纳米之间的小囊膜。

外泌体是磷脂双分子层结构，含有蛋白质、RNA 和 DNA 等物质，可以作为细胞之间物质和信号通信的媒介。不同的细胞分泌携带不同组分的外泌体，之后这些外泌体被受体细胞吸收，通过物质交换或释放内含物，实现物质和信号的交流。简单来说，外泌体是活细胞分泌到细胞外微环境的具有生物活性的囊泡，表面携带了来自各种细胞的膜性分子，内部包裹着蛋白质、核酸等物质，是有巨大潜力的药物递送载体。研究表明，外泌体（比较常见是脂肪干细胞外泌体）可以调节炎性分子分泌、促进皮肤血管新生、调节成纤维细胞增殖分化等，这也从侧面说明了外泌体可以在一定程度上对抗光老化、促进胶原再生（使皮肤年轻化）。

干细胞外泌体的核心成分主要包括：

1. 表皮生长因子（EGF）

这是一种重要的生长因子，只要极小的量，就能强烈地促进皮肤细胞的分裂和生长，并刺激细胞外一些大分子（如玻尿酸和糖蛋白等）的合成和分泌，从而滋润皮肤，促进皮肤新陈代谢，加快皮肤愈合的速度。

2. 干细胞生长因子（HGF）

这种生长因子可以再生，能够增强细胞活力，抑制酪氨酸酶的活性，淡化色素和色斑，提亮肤色。

3. 成纤维细胞生长因子（FGF）

这是一种功能强大的细胞生长因子，具有修复深层皮肤、淡化疤痕和痘印等作用。

4.牡丹低分子寡肽水解蛋白（MGF）

这是一种极低分子的牡丹提取物，极其珍贵，不仅能极大地提高外泌体被皮肤细胞和内皮细胞的吸收程度；还可以舒缓镇静，消除肌肤炎症，修复皮肤创面，缩短恢复期。

与传统护肤相比，干细胞外泌体强大的生物活性和细胞功能，能直接作用于肌肤细胞，效果更明显。如果想让肌肤回到健康状态，不妨试试。

外泌体的主要功能

从本质上来说，外泌体美容就是将外泌体与当今的美容医疗技术手段结合起来，实现人体形态与机能自我修复、再塑和升级。它之所以能风靡全球美容护肤市场，就是由于其效果非常好。

具体方法就是，采用含有丰富核糖核酸、膜蛋白的外泌体为治疗药物，涂抹或导入皮肤，通过百亿级信息量的外泌体信号传递加上数百种营养物质的作用，来更好地保护皮肤。比如，DNA片段、核糖核酸等能够调控细胞，传递信号，不断生成新细胞，迭代老化受损细胞；数百种外泌体营养成分，可以有效调控肌肤生态环境，改善皮肤老化问题。

目前，主流研究的外泌体美容应用方向为抗衰、美白、敏感修复、炎症修复、疤痕修复等。

对于皮肤而言，外泌体美容具有以下几个作用：

1. 再生激活

随着时间的流逝,新生细胞匮乏,代谢周期可延长至 60 天,使肌肤代谢紊乱,出现粗糙、皱纹、色沉等肌肤问题。肌肤再生主要是皮肤表皮的再生,基底细胞不断分裂会产生新生细胞(基底母细胞),从而使皮肤信息代谢缩短到 28 天,进而从根本上解决皮肤衰老问题。

2. 祛皱紧致

外泌体,不仅可以提高结缔纤维细胞的活力,提高其对维生素 C 吸收的能力,增加胶原纤维的合成,起到淡化皱纹及紧致肌肤的作用;还可以保护纤维细胞,增加因户外紫外线照射而损伤的皮肤中胶原纤维含量,取得淡化皱纹的功效。

3. 亮白肌肤

外泌体可以提升细胞活力,增加新陈代谢,抑制酪氨酸酶活性和降低 $TRP \times 1$ 表达,减少黑色素的形成。它能有效抑制黑色素合成达 50% 或以上。

4. 抗炎淡化痘印

外泌体被称为血管新生因子(PDGF、VEGF、HGF 等),可以修复毛囊孔,抑制皮脂腺分泌和炎症的产生,还能促进真皮成纤维细胞增殖和细胞迁移,推进胶原蛋白自动生成及组织修复等。总之,外泌体对各种原因(痤疮、青春痘、脓疱)导致的表皮损伤留下的痘印,都有不错的修复作用。

5. 延缓衰老

外泌体直径很小,可以轻易穿透角质层到达真皮层,还能到达细胞都到不了的地方,有助于弹性蛋白的合成,可以让肌肤更加紧实,从而改善肌肤质地。

6. 修复系统受损屏障

研究发现,外泌体可以加速Ⅰ型胶原和Ⅲ型胶原的基因表达,有助于成纤维细胞增殖、胶原合成;同时,还有助于肌肤屏障修复,能增强受损部位的修复能力和愈合能力。

7. 抑制炎症

外泌体可以诱导巨噬细胞向M2型极化,能有效降低巨噬细胞诱发炎症反应的能力,从而抑制炎症。脸部的很多肌肤问题都与肌底炎症息息相关,炎症一旦被抑制,肌肤就能从内而外地健康起来。

8. 亮白肌肤

外泌体可以顺利地进入细胞,促进细胞新生,淡化斑点,让皮肤状态变得光亮细腻。

外泌体的延缓衰老效果主要体现在:

(1)改善皮肤干燥状况,保持皮肤水分。

(2)从细胞水平上改善皮肤健康。

(3)改善细纹,淡化斑点。

(4)减少发红和刺激。

(5)成纤维细胞增加180%。

（6）弹性蛋白增加300%。

外泌体可以穿透皮肤角质层更深层结构，甚至几乎对所有类型的皮肤都是低过敏性和安全的，比较适合希望有效防范或修复系统衰老情况的求美者。

外泌体的优势

外泌体的优势主要体现在：

1. 极高的安全性

外泌体不表达MHC Ⅰ类或Ⅱ类抗原，非自我复制，这样降低了医源性肿瘤形成的风险。利用外泌体来进行组织修复，可以避免产生免疫排斥反应、血管阻塞、突变成瘤的风险，大大提高了安全性。

2. 易保存和运输

分离得到的外泌体可以在−80℃长期保存并保持生物活性，其外膜可以保护其内容物，避免外部RNA酶对内容物的降解。

3. 作用快，效率高

外泌体体积很小，可以直接被细胞摄入，从而影响靶细胞的功能，提高作用效率。

4. 无伦理限制

外泌体是细胞分泌的一种亚细胞结构，应用时没有相关的伦理限制。

5. 来源广泛

外泌体可以从多种细胞的培养上清、多种体液、血液、干细胞中提取，来源广泛，便于利用。

外泌体美容应用领域

外泌体注射美容可靠性高，是比较常见的一种美容方式。

外泌体含有很多营养成分，使用外泌体能修复晒伤的肌肤、抗衰老，还有祛斑的效果，后期更能使肌肤变得白皙嫩滑。其主要应用领域为：

1. 瘢痕防治

外泌体对伤口愈合具有"双向调节"的作用，在修复前期促进愈合，修复后期预防瘢痕，而在瘢痕内注射可使瘢痕质地变软。

2. 改善皮肤

用于问题肌肤，不仅能够改善毛孔粗大、肤色暗沉，改善色斑、皱纹问题，还能够改善痘印、皮肤泛红、干痒问题。

3. 减缓脱发

外泌体是一种很有前途的雄激素脱发（AGA）新疗法，研究发现，外泌体疗法可以使头发生长良好，而且无明显不良反应。具体用法：皮下浅层注射，每月1次，连续治疗4~6个月，能够促进毛囊乳头干细胞的增殖、分化，从而促进头皮毛细血管再生、增加毛囊组织，并延长毛囊生长期，减缓退行期。

4. 淡化细纹

妊娠纹、颈纹注射，可以淡纹、紧致。

5. 注射填充

将外泌体用于面部凹陷填充、私密抗衰、手部抗衰，能够刺激真皮层胶原增多，让皮下脂肪饱满。

6. 改善黑眼圈

深层注射在眼轮匝肌后，可以改善眼周细纹，紧致皮肤，并改善黑眼圈。

外泌体作为一种新型医美材料，不仅面临着科学研究的挑战，也面临着实践和市场的挑战，如何标准化分离、纯化、定量，成品化生产及运输，仍然需要进行更多的研究与实践。相信随着研究的深入和生产工艺的进步，外泌体在医学美容领域的临床应用将会越来越明朗和广泛。

第十八章　线雕

何为线雕

到了一定年龄后，我们的肌肤就会慢慢衰老，最明显的表现是脸部开始出现法令纹、泪沟、苹果肌下垂。因此，在整形技术日益发达的今天，不少美容整形医院推出了一种新的整形技术，即线雕。

什么叫线雕？传统的除皱手术一般是利用手术进行皮下剥离，切除多余皮肤，然后进行缝合提升，从而达到治疗的效果。线雕技术是直接采用植入胶原蛋白线的方式对肌肤进行提拉。

线雕技术虽然采用植入的方式，但与一般注射填充祛皱类产品的原理不同。一般注射类产品是通过填充的方式将面部皱纹抚平，而线雕艺术提升术是利用可吸收蛋白线，植入需要提升的部位，通过线体的提拉，来改善皱纹、松弛等现象，也更能作用于身体其他部位，维持外形挺拔和皮肤整体年轻。

线雕操作的原理是，在耳前发际线处做一个微小的切口，然后用套管针将线穿进皮肤层，通过牵引来进行面部提拉，连续地穿针引线后，从整体达到提升和缓解皱纹的效果。形象点说，线雕术对于肌肉和脂肪的提拉作用就像绳子拉车一样，线雕就是用一根小绳子把脂肪垫和松弛的组织进行归位。

线雕是整形美容外科开展得很流行的一项治疗技术。可吸收线是经过特殊处理，有一定的倒刺，所以也叫作倒刺线。将倒刺线按照一定的方式排布于皮下，经过适当的提拉，就能改善面部软组织的松垂状况，起到一种雕刻的作用，所以被形象地叫作线雕。

总之，线雕的操作精髓是，将一根根的可吸收线埋入皮下，起到悬吊软组织的作用。线雕线具体分为大、中、小各种型号，每种型号起到的提拉力度不同。

还有一些具有可吸收性的蛋白线，能够补充皮肤深层的胶原蛋白，因此线雕是现在市场上应用比较广、比较流行的一种祛皱操作方式。

线雕有什么作用和好处

线雕是一种美容提升的手术方法，主要是使用可吸收胶原蛋白线，通过微创手术方式埋入皮肤的下面，把下垂及松弛的组织向上提拉，从而紧致除皱，改善下颌角以及鱼尾纹和法令纹等症状。

线雕的作用主要体现在：

1. 抗衰紧致

术后由于皮肤组织受到破坏，会出现伤口，身体就会分泌大量营养，加快伤口恢复。而身体分泌营养中的主力军是胶原蛋白和玻尿酸，大量的胶原蛋白和玻尿酸的分泌有助于皮肤抗衰紧致。

2. 提升面部

线雕的线体材料上有小刺，这些小刺会挂在皮肤内，刺激皮肤筋膜层，有一定的提升作用。对于一些面部出现松垮现象的求美者来说，可以通过线雕来提升面部的线条，让面部看起来显得更年轻。

3. 改善皱纹

在眼角和唇部周围做线雕，可以改善眼角的细纹和唇角的木偶纹；在额头处做线雕，可以改善抬头纹。线雕术可以通过对脂肪肌肉和筋膜层的刺激作用，重塑面部肌肤的张力结构，抚平皱纹。

4. 改善双下巴

对于下巴松弛、颧骨肌肉下垂的求美者，可以通过线雕改善。因为线雕的材料能让下巴和颧骨的脂肪和肌肉得到提升，具有对抗双下巴、提升颧骨下垂肌肉的作用。

5. 紧致瘦脸

强力除皱的同时，PPDO线在皮下还具有提拉收紧的功效，可以改善脸部肌肤下垂松垮，颧骨线条，并修正双下巴，清晰下颌线，从而重塑优美面部曲线，打造紧致V型鹅蛋脸。

6. 除皱紧肤

将PPDO线有层次地在皮下构建紧致的交织网,能刺激胶原大量的新生并包裹PPDO线,就像打造建筑紧固的钢筋骨架,给肌肤提供了强有力的支撑,从而消除抬头纹、川字纹、鼻背纹、鼻唇沟、嘴角纹、鱼尾纹,拉紧松弛下垂的肌肤,进而重焕肌肤年轻态。

7. 美颜焕肤

埋线提升,能刺激肌肤胶原蛋白大量地新生,并深层活化肌肤,给肌肤提供活性力量,使色素、暗沉淡化或消失。嫩肤美白,让肌肤恢复白皙莹润。同时,让凹陷部位重新获得饱满,令肌肤持久紧致,弹性增强。

线雕的优点主要有以下几个:

1. 安全可靠

可以在人体内安全分解,几乎没什么副作用。

2. 操作简单

无须切开皮肤或注入脂肪,就能达到拥有弹性皮肤和面部提升的双重效果。

3. 瞬间提拉、见效快

在手术中,对松弛下垂的组织进行提拉复位固定,术后立马就能看到效果,之后胶原增生,可达到增强皮肤弹性、改善皱纹等效果。

4. 疼痛感低

术前涂麻醉膏之后,感觉不到疼痛,午休式美容,即做即走,无须住院。不影响日常生活,第三天即可化妆上班。

5. 效果持久

线雕植入人体后，持续效果长，可以作为胶原蛋白生长支架，其被吸收后，胶原蛋白支架可持久发生作用，可维持 3~5 年。

关于线雕的注意事项

线雕美容主要是针对皮肤松弛或皱纹增多的人群，通过手术促进胶原蛋白和弹力纤维增生，来达到延缓衰老的目的。

面部埋线只能在线体的周边释放胶原物质，所以不能单纯地依靠埋线来生成全面部的胶原蛋白，否则会不均衡地跟随埋线的部位产生部分胶原瘢痕线条，这也是很多人线雕后面部出现凹凸、硬块或左右不对称等问题的主要原因。

线雕面部护理不当，很容易留下后遗症，比如：

1. 术后肿胀

做了面部提升后，之所以会出现肿胀的后遗症，是因为皮下受伤后组织液外渗，这也是线雕面部提升最常见的后遗症。一般在 3 天后就能开始消除，两周完全消除。个人体质和接受的线雕面部提升方案不同，线雕术后肿胀恢复的时间也会有所不同。

2. 皮肤感染

进行线雕提升术时，如果所用的线材和手术环境存在细菌，线雕部位皮肤就会异常发红，一旦感染，就可能引发皮肤感染。尤其是在非正规的微整形工作室和美容店做线雕，更容易造成这种感染问题。

3. 面部凹陷

如果皮肤本身松弛的人做面部线雕，很容易出现面部凹陷的后遗症，这是因为埋线的孔隙部位与周围组织的收缩力不均匀所导致的。面部凹陷的后遗症是正常现象，半个月后就会好转，慢慢就会消失。

4. 面容僵硬

在线雕面部提升手术后会出现面部僵硬的后遗症，这是因为面部还没有习惯线雕材料的拉力。完成面部线雕提升后，自己做大笑或其他表情时，可能会感到肌肉被拉住，表情会在一定程度上受到限制。如果出现这种后遗症，需要等两个星期才能恢复，因此要避免做夸张的表情。

5. 暴露材料

面部做线雕提升手术，可能会出现线体后遗症。因为线体硬度很大，经验不足的医生如果没有考虑到皮肤的最佳受力点，就可能导致皮肤破溃，出现线雕材料暴露的后遗症。线雕完成后，一旦发现红肿迹象，要马上去看医生，因为不正常的红肿很有可能是线雕材料暴露的前兆。

因此，做完线雕需要认真保养和护理，主要注意以下几个方面：

1. 避免沾水

完成线雕后的5天内，不要让面部尤其是伤口周围沾到水，平时清洁也要避开线雕针孔部位，应尽量用棉棒蘸水清洁。如果伤口不小心沾到水,很可能会导致线雕术后感染。

2. 避免触碰

埋线后的一段时期内脸上会出现很多线结,这时候不要用手直接触摸脸部线雕的部位。

3. 不使用化妆品

面部做了线雕,不能立刻化妆。使用化妆品,一旦细菌进入线雕伤口,容易引发感染。此外,化妆之后需要卸妆,而卸妆过程中使用清水,也是与脸部线雕的术后注意事项相违背的。

4. 做好防晒

在做完面部线雕后,1个月内不要去桑拿、高温瑜伽等高温环境,并且不能暴晒。因为,桑拿、高温瑜伽和暴晒会引起体温升高,人体会流汗散热,而线雕之后的伤口接触汗水可能会引起发炎和感染。

5. 不食用刺激性食物

面部线雕是一项有创伤性的手术,通常手术之后患者要注意饮食,含盐分多的食物和太辣的食物容易引起伤口炎症,要尽量避免,以免发炎,这样也有助于伤口的恢复。在做完面部线雕后,可以多吃一些新鲜的蔬菜水果,避免有刺激的食物,如酒精、咖啡的摄入。

6. 稳定情绪

做完线雕之后1个月内,要放松心情,尽量控制自己的情绪,避免一些过于夸张的表情和揉捏动作,以免影响线雕的效果。

7. 注意休息

良好的休息对于线雕之后的恢复也很重要。做完线雕之后，不要持续熬夜，因为熬夜会导致线雕部位恢复不佳。另外，入针口可能会发红或出现瘀青，为了改善这种状况，可以持续冰敷。

第十九章　自体脂肪

何为自体脂肪

整形也是分类型的,一种是开刀形,如双眼皮切割;还有一种是不开刀注射型,如玻尿酸、自体脂肪填充。

众所周知,人体自身有很多的脂肪,分布在身体的各个部位,如臀部、腹部、腿部等都有很多的脂肪。自体脂肪就是指自身一些部位的脂肪细胞,可以将其填充到自己有缺陷的某个部位。自体脂肪同玻尿酸一样,具有较好的填充效果,可以作为医美手术中的注射填充材料。

如果皮肤出现了凹陷等,一般情况下就可以选择自体脂肪填充的方式让皮肤恢复平整,此方法不开刀,不会产生疤痕,且痛苦小。作为自体组织,自体脂肪的生物学特性远远优于任何假体材料。自体脂肪还可以让某些部位更加丰满圆润,如丰胸、丰臀等,但是自体脂肪填充要少量多次进行,因为如果一次填充太多,就有可能会出现脂肪液化或者产生纤维结节的危害。

　　常见的利用自体脂肪注射填充的项目包括：泪沟、鼻唇沟等填充，泪沟和鼻唇沟过深都是看起来显老的直接原因。泪沟是指出现在下眼睑靠鼻侧的一条凹沟；鼻唇沟则是鼻翼两侧连接到嘴角的凹陷，分隔面颊部与颏部，也就是俗称的"法令纹"。针对这种情况，可以直接将自体脂肪注射到泪沟或法令纹部位，从而达到祛除的目的，这也是现阶段较为常用的一种面部美容方法，效果很好。

　　现在自体脂肪填充项目有很多，比如：自体脂肪丰胸，自体脂肪丰脸颊、丰臀等都是比较常见的脂肪填充项目。

　　自体脂肪丰胸可以使胸部变得更加饱满丰润，能很好地改善胸部的形态，使之达到和身材比例相协调的效果，从而提升自己的气质。

　　通过自体脂肪注射填充手术，将自体脂肪填充到皮肤内可以改变人体面部软组织与骨骼的形态、分布和比例，从而起到美容整形的作用。

　　自体脂肪丰脸颊可以使脸部变得更加丰润可爱，能很好地弥补脸部凹陷窄小的问题。不过，因为每个人实际存在的问题并不相同，所以具体每个人填充的脂肪量并不一样，要根据实际情况做有针对性的填充。

　　抽取自体脂肪还能有减肥的功效，因此对于一些比较肥胖想减肥的人来说，做自体脂肪项目也是比较合适的。

　　自体脂肪填充在美容领域已经并不是什么新型材料，临床应用可追溯至19世纪90年代。如今，随着医美行业的巨大进步，自体脂肪移植填充的成功率与安全性都得到了极大的提升，给了人们重要的保障。自体脂肪在医美的注射填充项目中获得了超乎想象的广泛应用。

自体脂肪填充的原理

自体脂肪在医美整形行业被称为"软黄金",整形专家可以通过脂肪移植技术,把身体不必要的囤积脂肪,转移到人体所需要的地方。自体脂肪填充术可以使我们的皮肤细腻有弹力、肌肉圆润丰满、富有光泽,显示出身体特有的气质美。

自体脂肪填充的作用原理是:从人体自身的某些部位用吸脂针吸出多余、不必要的皮下脂肪细胞,将吸取出来的混合物经净化分离、清洁处理、注入药物等方式得到复合脂肪颗粒,然后选择完整较好的、适合自己的颗粒物脂肪组织,利用注射的方式将其移植到自己需要进行脂肪填充的部位。

自体脂肪与皮下脂肪重组之后,脂肪干细胞等将搭建起具有活力的微循环系统,促进胶原蛋白再生、脂肪重组,这样老化肌肤就得以全面改善,使得肤色发亮有光泽,达到了激活青春、延缓衰老的作用。

如果选择填充乳房、面部等部位,自体脂肪填充的材料可以从自身的臀部、腰腹部或大腿等部位获得。自体脂肪填充还可以用以治疗胸部扁小、两侧乳房不对称、皮肤出现的微细皱纹、薄嘴唇隆成厚嘴唇等。

自体脂肪填充能够增加局部的营养,也能使皮肤变得更加饱满紧致,并且，提取多余不必要的脂肪细胞，还有利于减肥人群。再者，自体脂肪的相容性比较高，通常不会产生明显的排斥反应，维持的时间也比较长久，一般为8~10年。

自体脂肪填充手术的全过程

自体脂肪填充手术的全部步骤如下：

1. 体检和沟通

在正式做手术之前，整形医生会对患者进行1次全面检查，看身体是否存在不适合做手术的情况。排除情况之后，医生要与患者进行充分的沟通，了解患者想要达到的效果，之后医生会根据患者自身的情况和大众审美，做一个详细的自体脂肪填充方案。

2. 进行麻醉

手术开始前需要进行麻醉，麻醉有局部麻醉与全麻两种，要根据手术情况、本人的承受能力以及自己的想法来选定。

3. 吸脂

麻醉后注射肿胀液，确定要取脂的部位，一般是大腿或臀部，将脂肪抽吸出，经过清洗、离心过滤后，过滤提纯脂肪细胞，然后进行分离，提取比较完整的脂肪细胞，再加入细胞活性物质。然后，利用负压将脂肪组织抽出，收集在干净容器内。医生要与患者充分沟通吸脂部位，通常应该选择大腿、臀部和腰腹，其中大腿脂肪活性较高，最容易移植。

4. 注射分离

植入脂肪，分离确定填充区域的皮肤和肌肉，需要足够的腔隙。这样，就对医生提出了极高的要求，需要医生有丰富的经验。因为只有正确注射，才能使填充的部位均匀，保证注入的脂肪细胞更好地存活。

5. 术后护理

术后包扎后要加压塑性，患者应重视术后的护理，按照医生的建议进行保养。一般来说，术后 7~10 天手术部位会有些胀痛感，瘀肿会于 3~4 周内消散。要防止外力重击创伤部位，以免影响手术部位的塑形和恢复效果，更要严格遵循医嘱，做好术后的恢复护理工作。

第二十章　吸脂

吸脂的基本原理和方式

现在人们的经济条件都比较好，饮食也比较好，稍不注意就容易让脂肪过多地堆积在身体里。

吃胖容易减肥难。过去，人们习惯用节食的方式减肥，但容易反弹又很难坚持。因此，找到更好的减肥方法，也是人们比较关注的事情。吸脂术的出现和流行，基本满足了人们又快又不用节食便能减肥的目的，大受当下人们的欢迎。那么，吸脂的原理是什么呢？

其实，吸脂术就是通过皮肤切口伸入皮下脂肪层，利用不同的手段击碎脂肪，通过负压吸引，将多余的脂肪颗粒抽吸出体外，来达到减少脂肪细胞数量的目的。吸脂的常见部位有面部、双下巴、颈部、肩背、四肢、手脚、上下腹部、侧腰、上臀、臀部等。进行全身吸脂减肥手术，应遵循"少量多次"的原则，抽吸量少，创伤就小，恢复也会较快，痛苦更少，不需要全身麻醉。

目前常用的方法有负压抽吸(包括电动负压抽吸和注射器法抽吸)、水动力吸脂、激光熔脂、射频熔脂,不过不论使用何种方法,均需要用一种金属管进入皮下进行抽吸。当然也可以使用水枪、激光或射频加热等方法将脂肪融化,然后抽出。

常用的吸脂术方式主要有以下 3 种:

1. 负压吸脂

具体方法是利用负压真空吸引器(0.5~1.0 千帕),与一种金属的、末端带有吸孔的吸引管相连,通过皮肤的小切口进入皮下组织,将局部堆积的脂肪组织吸出来,以改善肥胖体型。其手术效果好、操作简单、价格便宜,应用最广泛。

2. 共振吸脂

共振仪器能在皮下脂肪内产生机械波,与脂肪组织发生共振,在溶解脂肪的同时,把溶解的脂肪细胞吸出体外。共振吸脂具有时间短、吸出量大、出血少等优点,特别适合于腰腹、臀、四肢、背部等局部脂肪堆积的减肥与塑身。

3. 能量辅助吸脂

具体方法是先用超声、激光或射频等能量将细胞破坏,然后将破裂的细胞吸出体外,以达到减肥的效果。有些能量辅助吸脂设备可以选择性破坏脂肪细胞,而对网状结构、血管、神经、淋巴管等进行完整地保留,不易造成血管、神经等的损伤。

吸脂术的术前与术中

目前，吸脂术已由单纯的腹部脂肪抽吸扩大到身体的各个部位，由单纯的减肥发展为体形雕塑。

1. 术前准备

（1）按照医生要求做血液的相关检查。确保身体健康、精神正常。

（2）吸脂部位皮肤没有出现红肿、疖、痈等问题。

（3）吸脂前洗澡，更衣。女性患者要避开月经期进行手术。

（4）准备弹力衣两套。

（5）术前半个月禁止服用抗凝血药物好阿司匹林以及血管扩张药和激素类药物，以防出血过多。

2. 术后注意事项

（1）术后立刻穿上弹性紧身衣或绷带加压包扎，可减少术后的血肿。

（2）大多数患者在手术当天会渗很多液，浸湿的敷料在手术后第1天应给予更换，手术3~5天后，包扎敷料即可去除，切口或针眼部位用创可贴遮盖并穿上紧身衣。

（3）术后针眼处避免与水接触，1周后抽吸针孔愈合即可洗澡。建议穿弹力服3~6个月。

（4）吸脂区皮肤短期内会出现变硬、麻木、色素加深、局部不平、青紫等情况，3个月后可逐渐恢复。

（5）两个部位吸脂间隔时间应为1周以上。

3. 术后并发症

（1）色素沉着。抽吸过薄，会引起皮肤缺血，直接导致色素沉着。通常会出现在小腿和腹部。

（2）术区皮肤凹凸不平。吸脂不是绝对均匀的，故术后在术区会出现不同程度的不平整现象。

（3）伤口感染。如果抽吸管进出切口时未阻断负压，会加重切口部的损伤，引发伤口感染。

（4）术区皮肤坏死。手术中皮下脂肪吸出太多，会破坏皮肤的血液循环，让皮肤出现水疱甚至坏死，并遗留疤痕。

（5）慢性疼痛。如果手术操作粗暴或切口设计不合理及皮下疤痕增生，都会引发慢性疼痛，主要表现为放射性疼痛，夜间更严重。

（6）并发症。吸脂时，脂肪颗粒进入人体器官，会出现肺阴寒、心脏阴寒等并发症，直接危及生命。

（7）纤维化。吸脂后，脂肪细胞数量会减少，但体积会增大，仍有反弹的可能，虽然还可以再次吸脂，但手术部位已经纤维化，以后的每一次吸脂都会变得更加困难。

（8）出血。吸脂是个创伤性手术，会损伤毛细血管和小血管，引起出血，24小时后会明显减少，不必担心。

（9）头晕、恶心。如果受术者精神过于紧张，手术时间长、吸脂范围大、麻药吸收量多、出血量稍多、突然站立致直立性低血压，就容易出现这种状况。此时应平卧床上，避免猛起，通常片刻即能缓解，如果反应严重，应速与医生联系，及时处理。

（10）血肿、血清肿。血肿是由于血管损伤后出血集中，吸脂手术后出血压迫止血不当所致。血清肿是体液渗出引流不畅、压迫不均所致。血肿和血清肿，只要抽吸，妥善加压包扎，就能慢慢消失。

（11）皮肤松弛。多数受术者接受了吸脂手术后皮肤会发生弹性回缩，不会发生皮肤松弛。对吸脂前就呈围裙样皮肤松弛者，吸脂手术后可以切除松弛的皮肤。

不同部位做完吸脂手术的注意事项

吸脂减肥是一种比较安全可靠的整形手术，但如果一次抽吸多个部位，可能会造成麻药中毒和电解质紊乱，所以经验丰富的医生都会根据受术者的具体情况来确定，以一次抽吸 1~2 个部位为宜。

1. 腹部吸脂

腹部是最容易堆积脂肪的部位，女性脂肪多堆积于下腹部，男性则以上腹部为主。在吸脂手术中，腹部吸脂最常见。腹部皮下脂肪分为浅层和深层，以深层较多。

腹部吸脂切口位置可采用阴阜或脐孔周围切口；也可采用脐上两侧切口或脐下两侧切口，脐两侧切口的优点是可同时抽吸腰部脂肪。

腹部脂肪堆积量往往较其他部位要大，吸脂对人体是一种损伤，抽吸量越多，抽吸面积越大，对人体的损伤亦越大。如果需要抽吸的脂肪量较大，可分次分阶段进行，且一次抽吸量不能太大。

2. 腰部吸脂

腰部是脂肪容易堆积的部位，胖人腰部的脂肪一般都比较多，会显得腰圆和粗。腰部皮下脂肪的沉积主要是深部脂肪，深层脂肪组织为静止性脂肪组织，容易合成，但不容易分解，因此，腰部脂肪利用非手术方法较难去除，而吸脂术是有效的去脂方式。切口位置可采用两侧腰部；也可采用脐上两侧切口或脐下两侧切口，脐两侧切口可同时抽吸腹部脂肪。

3. 臀部吸脂

臀部有较厚的皮肤，浅层中有丰富的皮脂腺、浅筋膜很发达，为富有纤维的脂肪组织。女性臀部更容易发生脂肪过度堆积，尤其久坐少动的女性人群，肥胖的男性臀部脂肪也常堆积过多。臀部脂肪过多堆积，会形成马裤形臀和后伸形臀，影响正常的臀部曲线。臀部吸脂的切口位置一般位于臀沟上方。

4. 大腿吸脂

大腿前部的浅筋膜内含有大量脂肪，是易形成脂肪异常堆积的常见部位之一。在大腿部位，浅层脂肪和深层脂肪均存在。大腿吸脂切口位置一般选在内短裤下边缘部的大腿前侧交界处，或大腿内侧下方。

5. 面颈部吸脂

面颈部吸脂对于塑造面颈部轮廓和年轻化且有明显效果，常见的抽吸范围有颊部上颌窦区及腮腺区的脂肪，颧骨区及下颌角处也可见蓄积的脂肪组织，其他部位如鼻部、额部、唇部、耳部等一般不适宜于脂肪抽吸。

面部脂肪抽吸常采用低负压吸引、小直径抽吸针管，如注射器吸脂，可以减少过度抽吸造成的凹凸不平。

面部血管神经丰富，有导致神经损伤的可能，另外面部是唯一无法遮挡的部位，任何缺陷都明显可见。因此面颈部吸脂更需精湛的技术，要选择具备资质的医疗机构和经验丰富的医生。

身体的大部分部位都是可以进行吸脂的，但是在吸脂手术后，如果护理不当，则很可能造成感染，对身体造成影响，因此求美者对待手术一定要慎重。

第二十一章　半永久

什么是半永久

半永久全称是半永久化妆术,是通过一定的技术手段,使人的眉毛、眼睛和嘴唇能够在不化妆的时候,呈现出一种化妆的效果。用微小的针尖刺破皮肤,将可被人体分解的色素植于皮肤组织内,就能使这种相对不易褪色的色素,在脸上呈现出淡妆的效果。整个手术过程中,使用的基本上都是植物性天然染料,色彩较为丰富,可以根据受术者的皮肤、头发的颜色和个人喜好进行调色。

半永久化妆在美国和欧洲等发达国家是安全性早已获得认证的大众化妆法,使用的材料即使侵入皮肤,也不会有副作用,对人体没有任何危害。

半永久好处如下:

(1) 能够保持素颜,在雨天、游泳的时候也不脱妆。

（2）节约大量化妆和卸妆的时间。

（3）节约成本，减少眉笔和眼线的使用，节省了开支。

（4）持久地保持美丽，不会出现晕妆的尴尬情况。

综上来看，半永久行业的优势十分明显，越来越多的人选择通过半永久方式来"解救"自己，这就呈现出了异常广阔的前景。

永久和半永久文眉的区别

文眉永久和半永久的区别具体如下：

1.维持时间的区别

永久文眉是通过针剂沾上色乳达到真皮层，会出血，作用位置很深，会痛，但保持时间较久。

半永久则是通过更加精细的针剂沾上色素操作于表皮层，大约只能保持两年。

2.疼痛程度的区别

半永久在操作的过程中，不会过于疼痛，其操作手法与老式不同，操作针具只进入皮肤浅表层，不会达到真皮层，皮损小，所用的工具都是一次性的，更加安全。

3.呈现状态的区别

永久文眉是永久性的，不褪色，而且颜色单调，后期都会发蓝或发红，且眉形过于呆板，样式老气美感不足。半永久文眉，不仅能够让自己每隔一两年就变换一下眉形，紧跟时尚潮流，还不会出现永久性文眉后悔了也不能改变的尴尬。

半永久常规项目有哪些

一般来说，半永久项目针对的是眉毛、眼线、唇线等问题。各个颜色都可以自行选择进行调配。

相关半永久项目列举如下：

1. 半永久眉毛

半永久眉毛更加具有立体感，能够通过不同眉形展现出不同的美丽，让眉形显得更生动、更自然；还能突出眼睛的优点，在视觉上改变脸型缺点，突出个人气质。

半永久眉毛适用人群有：对自己眉毛不满意的人；由于意外因素而导致眉形改变的人；眉毛稀疏的人；其他原因导致的眉毛缺损的人；时间紧张，不想要在画眉毛上浪费时间的人；眉毛不对称的人等。

通常，半永久眉毛能够维持2~3年的时间。做完眉毛后，不应沾水，要让结痂的地方自然脱落，不要用手去扣，避免留疤，同时也能让眉毛更加对称；恢复期间需要注意饮食，不要喝酒，不要吃过于辛辣刺激的食物，以免出现过敏现象。

2. 半永久眼线

半永久眼线可以根据个人虹膜的颜色进行颜色选择，它能够美化眼睛的轮廓，凸显眼睛的生动和立体，在一定程度上能矫正不同的眼形缺陷。

在半永久眼线后，会出现一些红肿的现象，不过短时间内就会消去，消去之后就能够看到眼线的真正效果。

无论是大眼睛双眼皮，还是小眼睛，都可以选择进行半永久眼线。针对不同的眼部情况，设计不同的眼线，更能产生不一样的显示效果，让大眼睛更加炯炯有神，让小眼睛在视觉上扩大眼形。小眼睛眼线的颜色更深，下眼线颜色稍浅，两个眼线在尾部并不交合；而大眼睛的眼线细又平直，可以针对眼部特点、个人需求再做修改。

3. 半永久唇线

半永久唇线并不是改变了唇形，而是能够在视觉上塑造期待的效果。根据个人脸型、年龄、性格等因素作综合考虑，设计更加适合自己的唇形，再文上适合的颜料，就能达到美化唇部的目的。

一般唇形分为厚唇形、包唇形、口角上翘形、口角下垂形等，都是文唇线的时候需要注意和参考的。半永久唇线的适用人群有：想让唇部更加立体的人；唇形不理想、想要矫正唇部的人；想要在一定程度上对唇部进行瘢痕遮盖的人。

半永久文眉背后潜藏着什么风险

半永久文眉,是指利用针刺的方法,顺着眉毛生长的方向,将植物色素染料刺进眉毛部位,使色素渗入真皮层,来达到眉毛染色的效果。染料一般1年左右就能被自行吸收。不过操作不当,可能存在以下风险:

1. 损伤眼睛

这眉的仪器速度较快,使用的针也很尖锐,如果操作者粗心大意,没有安置好,文眉针就容易脱落,造成眼睛损伤。

2. 文眉失败

文眉后,如果出现了眉毛不上色、眉形怪异等问题,很可能是操作者的技术不过关或色料有问题,后续会带来很多不必要的麻烦。

3. 眉形不理想

眉毛形态呈点状或线状,不柔顺,没有达到理想效果,如眉形不佳、眉色不均匀、两侧不对称等,可根据具体情况,使用激光洗眉或手术,将不满意眉形祛除。

4. 交叉感染

如果使用的文刺针没有经过严格消毒,且是多人共用一套文刺针,就容易出现交叉感染,一些通过血液传播的疾病,可能会给我们的身体造成危害。因此，文眉器要严格消毒，做到一人一针。

5.过敏反应

有些人对颜料或其中的某些成分过敏，从而出现过敏反应，引起皮炎，会有局部麻木、发痒、刺痛、灼烧感等不良反应。

6.沾水导致感染

术后眉毛部位沾水或污染，可能导致局部感染，表现为眉区部毛囊炎，出现小脓点，局部红肿，感到疼痛、热、胀。这时候，可以用生理盐水或药液清洗感染部位，或外敷消炎药，严重者需全身应用抗生素治疗。